这是我们中医的青春期，
又是成熟期，
热情而又谨慎，
续耕岐仲法教，
耕铭中医……

张耕铭 著

伤寒耕读录

·壹·

理法方药，医海去芜存菁

中国中医药出版社

·北京·

图书在版编目（CIP）数据

伤寒耕读录.壹，理法方药，医海去芜存菁 / 张耕铭
著 .—北京：中国中医药出版社，2020.7
ISBN 978-7-5132-6151-7

Ⅰ.①伤… Ⅱ.①张… Ⅲ.①《伤寒论》—研究
Ⅳ.① R222.29

中国版本图书馆 CIP 数据核字（2020）第 038258 号

中国中医药出版社出版

北京经济技术开发区科创十三街 31 号院二区 8 号楼
邮政编码 100176
传真 010-64405750
山东临沂新华印刷物流集团有限责任公司印刷
各地新华书店经销

开本 880×1230 1/32 印张 8.75 字数 196 千字
2020 年 7 月第 1 版 2020 年 7 月第 1 次印刷
书号 ISBN 978 – 7 – 5132 – 6151 – 7

定价 49.00 元
网址 www.cptcm.com

社 长 热 线 010-64405720
购 书 热 线 010-89535836
维 权 打 假 010-64405753

微信服务号 zgzyycbs
微商城网址 https://kdt.im/LIdUGr
官 方 微 博 http://e.weibo.com/cptcm
天猫旗舰店网址 https://zgzyycbs.tmall.com

如有印装质量问题请与本社出版部联系（010-64405510）

一笑抛经高卧稳，
龙归沧海虎归山。
——南怀瑾

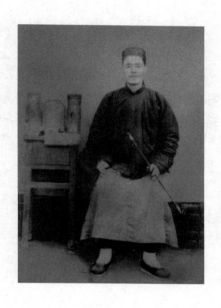

　　张兆亨（1865—1957），字锡汉，恒德堂主人，晚清招邑名医（本书作者之高祖父）。少年丧母，励志图强，博学经书，精通易理，十八从授私塾育人，二十遂致于医道（前往关东学医）。此生行医近七十年，誉盖四乡，为人谦逊和蔼，众称老先生以尊耳，对待患者无贫富贵贱之分，谨慎为业，医术精湛，救死扶伤无算，广植功德福田。

晚清社会秩序动荡繁乱，迫于职业需要，高祖父晚上从不插门，却从未遭遇盗窃，反于冥冥之中常获无名之报答。可惜他的医书医案在"文革"时都被烧了，剩下的一套精装小书也被我姑姑拿到书房跟老师换书本了，留给后人的，除了一本《张氏宗谱》和用过的文房四宝，与医学有关的只有一张临终前写给奶奶的药方……百年之前曾经有个古朴沧桑的恒德堂；百年之后，任重道远……

代序 归来后，仍是中医复兴时

吾十七岁始，志于中医，自中专读至硕士，南北驱驰，上下求索，于今亦有一十七载。伤寒之法，乃中医师之必然，吾晨诵暮记，数载功夫，于今亦似通非通，似明不明，如此切肤之痛，愧赧之憾，深藏胸膺！

中医之不兴久矣！每睹无才之辈、庸碌之人混迹医界，时下中医之术有"骗子"之谓，是何缘由？怪当今居世之士，皆不深诘往圣遗法，以演所知。往昔诸圣贤之明法，混为臆测！

去岁，幸识张子耕铭，观其所释《伤寒论》之言，论伤寒之语，每有深达仲景之源，活演六经之气概，破立并就，读之于心深有戚戚焉！巧施临床，所治之病，多是深陷膏肓、生死垂危之大病重疾，为吾人所不及也！心悦诚服，以师礼谒见之。咦，翩然少年矣！

佛经云：龙女八岁成佛。卫霍皆少年建功，少俊英才，乃承前革新之必然。欣闻张子之学术菁华——《伤寒耕读录》欲付梨枣，其必将能彰昭仲圣之学。吾等勤而习之，光大仲景遗法，乃吾辈之责，亦是终生之福。

仲景门人 安喜医

自　序

　　一直想做出一本集子，一本灵动而又不失深刻的集子，为的是给自己的学医生涯用心勾勒出一幅大写意，权当作是自己的"向日葵"吧。老师曾经暗示过我——我可能会因此而成为目前伤寒学术史上最年轻的注家，我不知道这是不是件好事，但心中由此而生的惶恐与迷茫至今却依旧存在。

　　我也是一名中医大学生，深知同学们喜欢咂摸一些比较"高深莫测"而又不失实用的东西，喜欢入手大气实在的东西，比较偏基础的与理论性的东西可能不会接触太多。很多同学之所以读不进去，并不是因为晦涩难懂，而是因为不实用，再就是理论重复性太强，免不了老生常谈。但这也会出现一个问题——忽视基本功，专门打高空。

　　所以，我一直在迫切地想求得一部书，什么书？基本功和"武林秘籍"相互贯穿融合的一部书，医、人、事、世本常态，一加一加一加一却大于四的书，这样才不会飘，不会楞眼儿，一双大脚踩得扎实，一双慧眼看得高妙。

　　《伤寒亦婆婆》凝聚了我反复研读《伤寒论》的全部心血，其中融汇了好多滋味，可谓五味杂陈，其中不仅有临证读书的收获与教训，也有中医文海中的灵犀与糟粕，当然还有不可揣摩洞见的复杂人心，我都如实地以文字回忆与交流探讨的形式记录在这部书里，为的是升华理论，回馈临床。医学之工，容不得半点儿作秀，书品即人品，也是耕铭修行之路上的如实记录。

《伤寒亦婆娑》这部大部头多达 52 万字，这在学术性著作中俨然不是块好啃的骨头，在如今流量消费的时代，一部书最理想的编排体系是浓缩与裁减，人们喜欢结果和答案，并不注重分析与思辨的过程。深感目前绝大多数学术专著，其实还是很难让读者学会作者 60% 的体系，有时候作者著述的理想是丰满的，但读者精神消费的现实却是骨感的。所以，曾经有许多人建议我将原书裁开，分成几个专题出版，我也不是没想过。

思来想去，有一天我在临摹《赤壁赋》，这些交相辉映的奇特文字与作者构思的神气着实令我心旷神怡，方才明白《伤寒论》这种编排体系的必然特殊性，其实和叶桂的《温热论》一样，本为口述之书，行文构架极为灵活，其中又"隐秘性"地穿插了作者平素多年的临床举枚与总结，不当死读，亦不可强分强断。真正阅读此书应充分发挥读者和学生的主观能动性，而不是像大学里照念 PPT 一样，如此方能与仲景达成临床教学之互动。

另外，《伤寒论》之所以称为"论"，说明其本身具有高度的灵活性和整合性，如此把它像《内经》一样分专题分类目地研究就容易出现临床衔接的断裂，而且很难重新发现缺裂的不足之处。

想想高考复习选择备考资料时都比较喜欢综合性强且避免"绪论""讲义"式的复习资料，尤其是理科综合能力测试，研究一整套高考原题试卷是我们老师喜用的方式。我想这就好比学医不仅学的是套路和体系，行家出手最后相差的实际上是眼界和心力，这就好比《老中医》中的翁泉海和赵闵堂一样。而高考考场中的绝对优势并不是知识储备，而是对于整张试卷的把握力和对题目关键切入点的判断力，这种能力也是仲景一直在《伤寒论》中暗示给我们的。试想，全篇熟记《伤寒论》，教材题库反复做，跟诊抄方不缺勤，可到了临证时往往还是抓瞎，回头看很多名家医案都很明白，但就是自己创造不出来。这也是我们现在很多中医人思维上的缺陷——书读得越多，知道得越多，临床上却离仲景越远。

鉴于此，我放下了对《伤寒亦婆婆》的"解剖刀"，因为扪心自问——我的根和魂离不了《伤寒论》原文的讲解。倘若真拆了，对于读者而言不仅读得不尽兴，而且于我而言也已经违背了我做精品的初心——升华理论，回馈临床。为此，我专门请教了公众号"伤寒亦婆婆"的小编们，尝试采用了之前订阅号连载文章的形式，将晦涩难懂而又繁杂的 398 条全文讲解提炼摘录成数则短小精悍并带有个人特色的随笔，附之以新颖鲜活的标题，撰成了这部自认为比较简约大气的《伤寒耕读录》。

整部书能得以顺利出版离不开一位重要人物——中国中医药出版社的策划编辑张钢钢老师，一位已经退休却仍保有一颗赤子之心的中医传播者，在与他的微信交谈中，我隐约感受到了他异于常人的特殊气质，也恰如他的微信头像一般——少有的冒险家精神与浪漫主义色彩兼具的"小王子"气质，而与他在玄武湖面对面长谈后也充分印证了我的这一感觉。钢钢老师曾经说过："我最想做、也最乐意做的，就是给你们这些青年才俊提供一个充分自由展现才华、表达思想的平台、窗口，少一些功利，多一些率性，就随心而动，按照你的想法去做吧！只要有利于你的成长、你的发展，都是好的，不用太纠结、太为难。需要我做的我都会用心去做好！"我想正是由于张老师的这种随性而又真诚的态度，才让我得以敢于放下许多顾虑，从而脱离了诸多形式琐碎下的烦恼，真正把医学创作当成了一种享受。

谈到我的学术自信，其中对于《康治本伤寒论》（以下简称《康治本》）条文顺序和关联线索的系统研究在国内应属首创，相比之下，娄绍昆老师和日本的远田裕正先生研究的则是《康治本》的方药架构。全书可以保证学术体系原创率高于80%，因为有部分内容的启发源于或根于诸多前辈和流派，所以也不能说原创就是原创，所有的原创都应该归于仲景老人家，我们做的则是继承和发扬。

耕铭已经与《伤寒论》打了无数次"交道"，深知仲景是一个推陈出新者，是一个真正的临床"冒险家"。但这还远远不够，我们这一代需要更多的启发与开拓力，否则做出来的东西只能迎合当下的中医形式化，而并不能真正为生命医学工程实现质的飞跃。所以当有人问我什么是真正的科学家后，我毫不犹豫地回答——屠呦呦就是一个典范！

我们国家每年从中医院校毕业走出来的中医生平均有8万余人，他们是21世纪中医新生代生命力至关重要的延续，而这8万多学生里最终只有平均不到0.7万的学生真正成了中医临床大夫。而在这不到0.7万的中医临床大夫中能够真正信奉中医临床，不囿于形式与权威，真正敢用中医对鼎西医学的临床家屈指可数。

这是个大问题，也是我一直不遗余力地想要继续深入学习《伤寒论》的原因，尤其是当自己的家人徘徊在生死关头，我可以倚仗仲景的灵魂站在中西医的制高点上"紧握住乾坤日月旋转"，我可以不打怵，不会因为西医的质疑及传统中医本身的"门面气"而胆怯、不知所措。事实证明，只有这样，我们中医人才能真正有自信、有魄力地踏入现代临床病房，成为一个真正的科学家与临床家，而不仅仅是回归普通门诊，仅仅治疗常规的小病小灾，成为一个再平凡不过的"老中医"。

这正如民国医界一代传奇、汇通学派与伤寒学派的代表人物祝味菊所说："苟能融会中西，探索真理，不通则已，通则豁然开朗，如登泰山之顶而望日出，气象万千，彼金元诸家，直足底浮云耳。"所以，我的意志驱力定格在了中西医重症急症的临床升华上面，对于传统的内科学、方证辨证等沿袭已久的中医理论体系我们的前辈们已经做得很好了，作为中医新生代的我们不能只吃老本，换衣服不换内容。

我的初心和目标很明确——敢于推陈出新，要做就做到极致。年轻人的生命看似泛滥而又平庸，现今社会的形式化色彩和"倒金字塔"结构又注定了我们其中绝大多数人都将成为今后"末法时代"的"牺牲品"。所以我不能妥协，更不能随便凑合，因为在我心中，青春是生命的极致绽放，是爱与心血交织筑魂的根基。所以，既然拾起了性命之学，走上了悬壶济世的"钢丝绳"，就要用心、用力把它做好、做精。因为，我们所做的东西，不是一个人的寂寞与压抑，而是整个人类共业下的一次大胆而又深刻的尝试与探索。

恰巧今天刚刚看完了《老中医》的大结局，最后翁泉海把自己的著述放到高小朴的手里时，我感觉这份仪式感与成就感来得着实不易，这是比泰山还要沉重而又深刻的性命之学。这也就像中国所有的学问一样，看似是技术，实则是情怀，走心了，活儿也就好了。

　　谨以此篇为序，庚戌日泰和吉祥。

目　录

● **内理外法，不离岐黄仲景**

两个作用层次，一种共性调控——高境界的针灸临床思维　　003

小议"扶阳气、存津液、保胃气"在中医临床中的至关重要性　　006

追溯《灵枢·海论》——最危险的亚健康是"不会得病"　　009

由 2018 年诺贝尔生理学或医学奖反观中医临床：瞑眩反应不简单　　012

人体无处不三焦——少阳枢机是什么　　015

中医时间医学——小议六经欲解时在临床中的应用　　019

不明表证，临床抓瞎　　023

差后调养的至理箴言——新虚不胜谷气，损谷则愈　　027

论治外感不宜过分"风寒""风热"　　031

大青龙汤："太阳中风""脉浮缓"之我见　　033

神化脉学为哪般——中医的畸形化发展　　037

"小便不利"语双关，"汗出异常"曲同工　　042

"屠夫"与"阿罗汉"——中西医之我见　　044

"脉阴阳俱停"，怎么个"停"法　　048

从宏观抽象到微观具体——亦真亦假的少阳区块　　050

千般至尊奥义，不离和法一则　　053

精析核心文眼，不可一叶遮目——细品《伤寒论》之"烦"字　055

小便不利者，为无血也——非也　058

白血病的古方证条文　060

《伤寒论》舌诊发微——还原中医舌诊本来的面目　063

《伤寒论》的"痞"有广义、狭义之分　065

"表解者，乃可攻之"的致命性与控涎丹的用法　067

痿证切入何所从，伤寒条文试看起　071

"风湿相抟"不简单，处处疑难面面观　074

阳明病本质探微　079

瞧你一肚子坏主意，莫非是得了太阴病　082

赋予了现代临床医学前沿性和颠覆性的少阴病　086

肝阴耗竭，肾阳离绝——生死关头的厥阴病　089

气有余便是"阴火"——"阳气烦劳则张"的生理本质　093

服完温阳药后反而更怕冷——扶阳会"壮火食气"吗　096

忽略表阴阳两虚的后果——"得之便厥"之问难　099

由《康治本》少阴提纲证反思后世"少阴火化证"　102

六经皆有表证：吾将上下而求索　105

小议少阴病"急下之"与"急温之"　108

枳实栀子豉汤之"劳复"与"火郁发之"　112

大道至简，悟在天成:《伤寒论》治法总论朴述　114

● 吟方赏药，粉笺舞弄清影

桂、甘、姜、枣拨千斤——还原仲景思维下的桂枝去芍药汤　123

揭秘麻黄背后的"糟糠"之妻——杏仁　　127

《伤寒论》方证动态变化小结——从麻桂配伍走起　　131

纵药味三千，仲景独爱一枚红枣　　134

甘草探源——不敢苟同"国老"之说　　140

细究《康治本》——麻杏石甘汤原文没你想得那么简单　　143

麻黄之用不必无汗恶寒，柴胡之用不必胸胁苦满　　147

食物药物繁，合方其中含　　150

茯苓四逆汤——仲景时代的"破格救心汤"　　153

用药盲区多，奇恒难揆度　　157

庖丁解"茯苓"　　159

茯苓配伍不简单，抽丝剥茧次第参　　162

栀子豉汤之"虚烦"谓何　　165

"九鼎右归饮"诞生记　　169

步步皆妙法，处处见生机——小柴胡汤条文趣解　　173

辛追夫人与胆心综合征——从临床角度解构大柴胡汤　　177

《伤寒论》"去滓再煎"之我见　　181

关于柴胡加芒硝汤原文的质疑与思辨　　184

扶阳重不在附子，而变通于干姜——《康治本》回阳类方溯源　　186

亢则害，承乃制——由川普想到的桃仁承气汤　　193

定水澄清，心珠自现——神奇的柴胡加龙骨牡蛎汤　　196

《伤寒论》类药对比举枚　　199

深度分析日本小柴胡汤事件——这个"锅"到底该由谁来背　　202

煎煮剂型不简单，临床务必严把关　　207

由十枣汤小议经方用药的"缓释、靶向、制衡"机制　　211

文蛤散与白散新探 215

从九鼎归宗饮谈谈我们对中药的理解 219

半夏泻心汤可以用来治疗便秘吗 224

再看黄芪知多少，阴阳并调炙甘草——《伤寒论》里为何不用黄芪 227

小议白虎加人参汤"恶风"与"无大热" 232

从黄连汤、左金丸、交泰丸再到虚实懊恼散 235

猪皮胶、酒酿两件宝，耕铭教你怎么用 238

亲身经历的附子中毒事件 240

细数茵陈蒿汤的"祖宗"和"孩子"们 242

桂枝加芍药大黄汤"属太阴"，荒唐 245

详解麻附细辛、麻附甘草汤兼谈"发热"之重要性 248

小论细辛之妙 251

"阳旺则能生阴血"——《伤寒论》315条质难与"回龙汤"的妙用 253

深陷"阿兹卡班"时，不妨想想《伤寒论》里的那个谁 256

内理外法，不离岐黄仲景

● 两个作用层次，一种共性调控
——高境界的针灸临床思维

转筋者，立而取之，可令遂已；

痿厥者，张而刺之，可令立快也。

——《灵枢·本输》

　　委中是石氏中风醒脑开窍手法的重要配穴，主治多种下肢不遂。石学敏院士特别强调了委中的针刺体位，临床实践表明，普通俯卧位的委中取穴法的效果往往不甚理想，而改为仰卧位抻直下肢斜刺15°强提插刺激（扫码看图1），可以使

图1　委中穴的石氏针刺方法

患者当场就能活动双腿，这与刺激量化是密不可分的，因为石院士强调了下肢抽动3次的量化标准。

　　去年我在《齐鲁杏苑》审稿的时候，发现针灸推拿学专业的同学对石氏针刺手法情有独钟，但多数论文理论重复性太强，对于这种手法本身的来源和实质并没有自己独到的见解。当时我也百思不得其解，为何会取这种体位？用这种刺激手法？难道经典医籍对此没有相关论述吗？最终我在假期翻阅《灵枢》的过程中找到了答

案，也就是开头的这两句话。

"痿厥"是躯体瘫痪活动不利等病证的总称，"张"在这里我想有两个意思：一是指体位正确，充分暴露穴位；二是刺激强度大，手法做到位。所以石院士治疗中风偏瘫的患者有时一针就能使其活动下肢，而《灵枢》中对此也早已做了简要的描述——立快也。但由于这种手法刺激性强，患者可能难以忍受，所以如果用委中治疗膀胱气化不利等常规病证而非"痿厥"时，也不必刻意强求此种体位与手法。

另外还有一个腧穴——印堂，常规直刺或者斜刺严格来讲在治疗上是意义不大的，有效的针刺手法是轻巧进针浅刺 1～2 分后，向同一方向大幅度迅速捻转，使肌纤维缠绕在针体上，同时配合小幅度高频率的雀啄手法，患者会有双目、头脑清凉伴随额头微微发紧的感觉。

大家可能会觉得扎个穴位有必要这么较真吗？这就把问题给看浅了。表面上看是一根毫针，可是针尖下人体皮下各层次的毛细血管网（络）、系统组织的分布（全息对应区或者是"经气"流注的地方）、皮肤、肌肉筋膜（经筋）、血管层、微细神经丛（髓系统）、骨膜与骨骼等都依据其特定的功能分布于有形与无形的态势之中，或许它们的分布不是均匀的，但它们之间却有着循序渐进的、复杂而又精微的功能学联系，所以它们是可以相互制约的。至于它们在形态学上的不均匀分布，一种是表观上的正常态的不均匀分布，另一种其实更为重要的是病理性导致的非正常态的不均匀分布，由此人体也会出现相应的病理表现，如"经筋之为病"导致的脊柱错位弯曲。

所以，我个人认为，针刺就其本质而言，刺的应该不是穴位，而是病理态势，给它一种良性的刺激诱导，剩下的就是人体对此做出的应答与宏观性的调节了。还是以印堂为例，针体与肌纤维缠绕同时伴随小幅度高频率的雀啄实质上是在刺激经筋，并且对刺激量的要求是高频率的持续刺激，这样的量学效果最好，同时这种提插手法不可避免地会同时刺激骨膜，这就形成了经筋与骨膜互动交映式的同时交替刺激。这是两个作用层次（病理次第），一种共性调控（阴阳属性）。对于络脉有问题的患者，我们也会刻意刺中浅表青络，出针时患者会出点血，这时不要马上去止血，因为还没有完成最后一步的治疗——视其血络，尽出其血。由此，整个治疗过程才算是有效而规范的。

　　正是这种"如临深渊，手如握虎，神无营于众物"的治疗态度才处处彰显着"定其血气，各守其乡"与"各在其处，推阖其门，令神气存"的中医诊疗特色，从而真正实现了"以表知里，以观过与不及之理，见微得过，用之不殆"的诊疗境界。

● 小议"扶阳气、存津液、保胃气" 在中医临床中的至关重要性

后世总结出了《伤寒论》的三大核心论治思想——扶阳气、存津液、保胃气。

"阳气者,若天与日,失其所则折寿而不彰,故天运当以日光明。"地球的"火热心脏"——地心不能冷却,否则就会成为"死寂之星"。生活在地球上的人类亦如此,因为人体阳气的衰退与太阳走向灭亡是一样的,同样都是不可逆的,无论是在生活中还是治疗上,都要避免折耗阳气,这是十分关键的。

《伤寒论》整部书用药比重偏于阳药,这个是需要大家格外注意的。从中医临床的"可持续发展观"来看,后世的清热养阴之法绝不能触犯到人体的先天真阳,我们所谓的"清热养阴",也仅仅局限于人体自身暂时性的"邪热"泛滥,这就好比地表太热、太旱,下一场雨、一场雪就好了。

《周易》和《洛书》中都曾提到过"天一生水"的概念，这或多或少都是与我们中医相关的。滋阴学派认为这句话强调的是"阴"的重要性，但却遗漏了一个更为关键的问题——何为"天一"？用郑钦安的话来讲就是"坎中一阳"，宏观来看，可以是宇宙中地、水、火、风、空这些不生不灭、不增不减的粗钝物质与生死相续、循环往复的精微生命形式相接续而融合化一的原始能量；微观来看，类似于保持染色体的完整性（阳秘乃固）、控制细胞分裂周期（天运当以日光明）、延续生命周期（失其所则折寿而不彰）的端粒。

　　想想汉唐以后一直到如今的中医体系，或许这其中就隐藏着一些最根本，也最致命的错误而未被我们所发现。单单根据患者们的疗效反馈与医生们的处方分析，就连北京这样的大都市里的诸多"名医"，对于阴阳的把握都有很大的问题，由此导致的误治和延误病情的例子很多很多，老百姓辛辛苦苦挣的钱就这样被浪费在了这些毫无实效性的中医治疗上。

　　由此来看，华丽的名誉头衔与噱头与一个中医师本身的临床实战水平没有绝对关系，形式多了反而不能排除有作秀的嫌疑。读不懂《易经》《内经》《伤寒论》，起码说明这不是一个正统的中医，而要想成为大家，这三本书的"冷板凳"更要坐得十分扎实。可惜我们现在的许多"专家"们，临床水平似乎都是从 SCI 论文和动物实验中搞出来的，真正落实到实实在在的患者身上，我是无法想象的。要知道，在患者面前，我们不是教科书，更不是权贵，而仅仅是一个实实在在的中医大夫，除了疗效之外患者还会奢求我们什么？

"天一"弄明白之后，我们再来谈谈"水"的问题。与地球表面积71%为水所覆盖相似，人体的体重70%来自水，液态水是我们已知的生命形式中所不可或缺的第一生命要素。

我们都学过能量振动法则，宇宙中所有的事物都在不断地运动，早在两千多年前，世界科学与哲学的集大成者亚里士多德就已经发现了这个事实。世界就像一条川流不息的河，因此你不可能两次都踏进同一条河中。所有的事物都在振动，或者说都有其振动频率，改变振动频率就能改变外在现象。最高振动频率的水就是蒸汽，振动频率最低的水则是冰，水借由频率的改变而呈现不同的形状，我们的中医经典《黄帝内经》则用了"阳化气，阴成形"这六个字完美地概括了这一法则体现在我们人体中极为重要的生理意义。

日本汉方大家远田裕正曾经说过："整部《伤寒论》就是一部完备的人体津液代谢论。"此言不虚。津液代谢是我们诊疗过程中调动正邪交争引起邪气外排的重要载体，而津液的代谢功能得益于脏腑经络的正常气化，否则就是一滩死水、一具行尸走肉。

地幔以上的地壳是万物生灵赖以生存的地方，脾胃五行属中土，内蕴土气，外系生运，"春江水暖鸭先知，人体不适胃先知""平人之常气禀于胃，胃者，平人之常气也；人无胃气曰逆，逆者死"，从一开始到最后，"胃气"始终扮演着至关重要的角色，而在我们的诊疗过程中，"保胃气"的诊疗思想也已成为了一种默会的中间过渡程式。

● 追溯《灵枢·海论》
——最危险的亚健康是"不会得病"

> 血海有余，则常想其身大，怫然不知其所病；
> 血海不足，亦常想其身小，狭然不知其所病。
>
> ——《灵枢·海论》

对于这句话理解的正确与否，可以直接关乎我们之后临床的终极疗效。

"血海有余"，代指的是人体中代偿能力最大的功能表现——肝应激功能，因为有余，说明患者还未过渡到失代偿期，可以早期截断与治疗以逆流挽舟。"则常想其身大"，说明患者对自己的身体过度盲目自信，你讲他有病，但他自我感觉良好，他们的共同特点是吃得好、睡得好、玩得好，很多人还怕热汗出，有点儿莫名其妙的烦躁和焦虑，甚至会出现过度透支自己身体的情况，有些人也会犯一些讳疾忌医的毛病，脉象上容易出现持续浮大弦数而弹指，可能是阴实积聚化火或阳气烦劳而张、虚而暴亢之危象。现在很多因梗阻性肥厚型心肌病猝死的年轻人就是这种表现。"怫然不知其所病"的"怫然"，即郁遏之状，暗示患者身体已经出现了隐患，而患者却未察觉。

"血海不足"，说明患者可能已过渡到了失代偿期，身体的能量状态低迷到已经习以为常。"亦常想其身小，狭然不知其所病"，则暗示此时的治疗往往处于被动状态，患者甚至已经出现了一些不可逆的病理改变，但是却很难通过常规检查筛查出来，很多中年女性在确诊癌症之前长期处于这种状态，身心枯竭，半生半死，毫无质量感地活着，一步一步走向阴尽阳灭。

所以说到底就是一句话：早发现，早治疗！"圣人不治已病治未病"，这是现代医学治疗的第一原则。所以我现在着重治疗的大都是处于早期癌前病变和诸多慢性病潜伏期的患者，而治好这些患者所获得的成就感也是最高的，但往往也是最不容易被别人看到和理解的。

亚健康是现代人存在的普遍现象，也正如洄溪堂主所说：最危险的亚健康就是"不会得病"，患者自我感觉"良好"。为什么会有"不会得病"的现象呢？因为他们的气血水平只能够维持活着的状态，亦即生命暂时的需要，不能清除体内的毒素或垃圾。正如19世纪末软弱无能、腐朽妥协的大清帝国，其体内的各个"职能部门"由于气血水平低下，会长期处在休眠状态，各行各业也都处在罢工和瘫痪状态，整个社会一片动乱、内忧外患，只能任由"外敌"和"内贼"胡作非为，也没有能力去"管理"和"执法"。

有些人免疫力低下却长期不会感冒，有些人吃了不洁的食物也不会通过吐泻将毒素排出体外。假期回去和同学聚会，碰到了之前高二的一位同学，考上了中央民族大学，乍一看浑身肌肉健硕，完全颠覆了他之前在我心中的瘦麻秆形象，惊讶后得知，这两年的大学生活，他专门请了私人教练，每天承受 4 个小时的高强度健身运动。因为感冒了一个月还没好，让我给他瞧瞧。观其舌象，舌质苍白，两侧夹瘀，齿痕明显，水滑无苔。我心想：完了，这两年大学上的得有多折腾啊！当时我严肃地跟他讲，你的身体不甚理想。给他开了四张方，同时强烈建议他停掉抽损心阳、肾阳的超负荷运动，一定要调整生活方式，有必要做系统调理。结果回去就没消息了，询问其服药后感觉如何，也没得到回复。后来无意间从别人口中得知，这位同学被查出了恶性胆囊癌，在协和医院动完手术后不到两个月就去世了……

　　实际上，人体具有很强的自我康复与修理能力，很多疾病根本不是病，而是人体自我修复过程中的正常生理反应，用中医的话讲，就是正邪相争过程中的排病反应。在我眼中，一个人的自我代偿功能与良性修复过程是判断其生命质量好坏的关键标准。所以，随之而来的就是我们中药治疗过程中经常会遇到的问题——患者吃完药后会出现各种各样稀奇古怪的服药反应，古人称其为"暝眩反应"。

● 由 2018 年诺贝尔生理学或医学奖 反观中医临床：瞑眩反应不简单

2018 年诺贝尔生理学或医学奖被授予美国免疫学家詹姆斯·艾利森（James Allison）和日本生物学家本庶佑（Tasuku Honjo），以表彰两位科学家在肿瘤免疫学的贡献。本庶佑于 2013 年开创了癌症免疫疗法，艾利森则在免疫疗法伴随出现的免疫反应过程中发现了某种蛋白的调控作用。纵观免疫疗法的整个发生过程，我不由得想到了在我们中医临床中经常会出现的一类"可遇而不可求"的特殊反应——瞑眩反应，这也相当于"中医免疫疗法"中的"免疫反应"。

什么是瞑眩反应？结合刚刚所讲的，我个人给它下了一个定义：瞑眩反应是指病理状态下的个体在药物及其他治疗方式的良性诱导下建立起的一种抗损伤和修复能力的表现，是一种打破病理稳态、重新构筑人体免疫新平衡的发生过程，也是诸多慢性痼疾治愈过程的中心环节。主要表现为急性炎症（acute inflammation）与良性应激（eustress）的有规律发生。治疗方向准确的话可能会激发体内潜伏已久的伏邪外托，加之药物及其他治疗方式促进正气来复，正邪得以交争，人体自然会产生相应的排邪反应，也就是促进了免疫应答和正向代偿反应。

　　由于瞑眩反应与急性炎症及良性应激的特殊关联性，很多患者会因中药免疫治疗导致免疫细胞释放出大量刺激性化学物质，产生皮肤、呼吸系统、消化系统或泌尿生殖系统的相关反应，从而表现出红疹、高热、肠绞痛、呕吐、腹泻等症状。例如我的一位代谢综合征的女性患者，在服用中药 5 剂后就随之出现了全腹剧烈的绞痛，去医院检查时发现腹内渗出性脓液，在我的说服下患者放弃了手术，后处以大陷胸汤加减化裁而痊愈。

　　临床上应用《伤寒论》的方子是比较容易出现瞑眩反应的，这也是仲景用药法式中的一大特色。好在我们有相对应的免疫调控用药法式，这些在以后的条文讲解中会陆续涉及。同时针对上述的瞑眩反应表达，我们还可以站在中医的角度去进一步思考。这就类似于吉益东洞的"万病一毒"说——任何疾病，祛邪是根本。邪气怎么排？无非通过津液代谢形式排出。"汗""吐""下""清""消""和"，哪个不是通过津液代谢排出去的？例如麻黄汤治疗外感发热，部分患者服药后反而不出汗但热却随小便而解；又如麻杏石甘汤治疗热盛壅肺之喘，患者服完药后可能会出现拉肚子，为什么？肺热下移大肠，随利而解；再比如寒湿内盛之人初服大剂量四逆汤反而会出现上吐下泻（四逆汤本应止吐止泻），此为寒湿随吐、下二法而解。类似的现象还有很多，不一而足。

结合上面讲过的瞑眩反应，我们趁热打铁，一块儿来尝试分析一下《伤寒论》第98条原文：

得病六七日，脉迟浮弱，恶风寒，手足温。医二三下之，不能食，而胁下满痛，面目及身黄，颈项强，小便难（《康平本伤寒论》作"黄"）者，与柴胡汤，后必下重。本渴饮水而呕者，柴胡不中与也，食谷者哕。

后人对这一条的解读可谓是层出不穷、花样百出。先不去研究各家的论述，仅谈一下我个人的看法。首先，"本渴饮水而呕者，柴胡不中与也，食谷者哕"应该和上面一段分开看，这一句当为后人的旁注，在《康平本伤寒论》（以下简称《康平本》）里就是这样出现的。由此观之，此条上半部分绝非小柴胡之辈所禁，"后必下重"当为服柴胡剂后正气得复邪滞从下而解的瞑眩反应。此条后人争议甚多，误人不浅，在《伤寒论》众多条文中也属于比较出名的"疑难杂症"。可以说，临床上服用柴胡汤，正气得以大推，出现反呕、反利的瞑眩反应屡见不鲜。

● 人体无处不三焦
——少阳枢机是什么

耕铭：

何谓"少阳"？非"胆"非"经"，乃人体之枢机也。

梦回杏林：

有一定道理。我认为"既非""也是"，"少阳"是指以"胆、胆经、三焦、三焦经"为物质基础的"人体之枢机"。

耕铭：

可以说，我们所接触的许多传统中医术语是比较"脱离大众"的。这些理论不仅古老，而且生疏，它只是古人在没有先进科学技术手段下对于人体生理病理本质的一种假说与推演记录，这更像是指向月亮的手指，而非月亮本身。

梦回杏林：

"手指月亮"，多么灵动、和谐、美妙的一幅图景啊！可西医硬要把它拆开来研究，手是手，月亮是月亮。

如果手不指月亮，手和月亮之间便没有关系，那这种美好的意境就没有了，手和月亮互动所产生的审美功能也就没有了。

中医是"取类比象"，重"系统功能"，辨"因果关系"；西医是"细分还原"，重"断面结构"，析"单元机理"。

中医诊治疾病"多靶点、全方位、一揽子"；西医则"单靶点、高精度、标准化"。

耕铭：

如今现代医学通过生物、化学、物理、数学等各种综合学科探索得出的人体奥秘也是从"手指"到"月亮'的进一步探索，既然都是为临床服务，那就有相互借鉴学习的必要。我们不能视而不见，更不能嗤之以鼻。

梦回杏林：

如果用西医的方法技术来研究和规范中医，必然违背中医学自身的核心理论和发展规律。国医大师陆广莘曾说，要搞"中医研究"，而不是"研究中医"。

耕铭：

那这个枢机又是什么呢？应该类似于下丘脑 – 垂体 – 靶腺轴。它是内分泌系统调控的核心枢纽，也是一种功能代称。"十一脏"说的就是人体的五脏六腑。那么"凡十一脏取决于胆"这句话翻译过来就是：人体内在脏腑正常的生理活动离不开下丘脑 – 垂体 – 靶腺轴的有序调控。

梦回杏林：

"胆就是下丘脑 – 垂体 – 靶腺轴，是内分泌系统的核心枢纽"，这只是少阳枢机"结构"与"功能"的"冰山一角"。

我认为"少阳枢机"包括"胆和三焦经腑",至少相当于人体的"整个脂质代谢功能"和"全身脂膜结构系统"。

脂类主要包括"甘油三酯、磷脂、固醇"三类:

①甘油三酯主要参与能量的贮存释放。

②卵磷脂消化后释放出的胆碱转化而成的"乙酰胆碱",是神经元细胞传递信息的重要介质。

③胆固醇嵌在细胞膜的磷脂双分子层之间,使其结构富有流动性,对于维持正常的细胞功能有着重要作用,比如营养的进入和废物的排出、信息的传递、免疫反应的发生等。胆固醇还是人体合成类固醇激素(包括性激素、肾上腺皮质激素)、维生素 D、胆汁酸的重要原料。

人身上每一个细胞的膜上都有胆固醇,"三焦"不仅仅是指"体腔",只要有"脂膜结构"、有"脂质代谢"、有"气化功能"(暂理解为"细胞物质交换、能量转化贮释"等)的地方就有"三焦",正如郝万山教授所说的"人身无处不三焦"。

而"胆"是人体脂质代谢的枢纽,胆汁酸本身就是由胆固醇合成的,而胆汁酸的"肝肠循环"维持了脂类食物消化、吸收、代谢的正常进行。

综上所述,可以说"凡十一脏取决于胆"也。

如果因为"肥甘无度"或者"肝气郁结"而导致少阳枢机不利,就会引起脂质代谢障碍。所以脂膜炎、多发性脂肪瘤、脑部胶质瘤、胆囊息肉之类的疾病,多为"胆经痰阻"的证候,需用柴胡、芍药、大黄、半夏、枳壳、温胆汤、四逆散、柴胡桂枝汤、柴胡龙骨牡蛎汤之类的方药来疏郁、利胆、理气、化痰，以打通"少阳枢机"。

以上个人浅见，仅作探讨。

耕铭：

豁然开朗！想起谭杰中讲过，柴胡剂具有搜刮灵魂网膜的作用。由此看来柴胡剂对于诸多代谢障碍而导致的细胞亚致死性损伤是有可观的治疗与预防作用的。老师对于三焦的解释前无古人，后无来者！这样把少阳胆与少阳三焦的架构联系在一起研究少阳枢机的话，我感觉好多东西都明白了！谢谢老师。

中医时间医学
——小议六经欲解时在临床中的应用

9.太阳病，欲解时，从巳至未上。（注：引文前的阿拉伯数字是宋本《伤寒论》原条文的序号。全书同）

六经欲解时应该归属于时间医学，譬如《内经》里讲过，病时间时甚者，取之输（"井荥输经合"的"输"）。讲是这么讲，临床上真正实践后你会发现事实也并不尽然，有的人用了立马见效，有的人用了却无效。

客观来讲，无论是六经欲解时，抑或十二经气血流注，还是子午流注和灵龟八法，这些都是中医传统的理论假说演绎工具。气血是循环往复的，重点是关注气血在不同时辰的流注部位及盛衰规律，而规律是人身上体现出来的，那自然也要回归到最传统朴实的辨证论治上去。

对于子午流注、六经欲解时这些现成理论，我们也不能把它当成绝对真理。根据作息时间、生活环境、起居节律、人物情志、体质问题等，它是会变的，这和上次课讲的"穴位转移"是一个道理。古人一般以推算一日十二时辰中十二脏腑经络气血运行为主，来指导人们生养，指导医工诊治。子午流注理论对针刺经络理论、灸焫经络理论、砭石经络理论、导引按跷经络理论、脏象经络理论、中药归经理论等影响都比较大。六经欲解时也类似于针灸中的子午流注，也是古人用来指导用药服药的一种顺势思维的规律性概括抑或推演。

但是后世的发展误区是逐渐忽视了人体气血运行的生理功能研究，没有科学测定天地环境与人体气血运行的相关关系、回归关系，简单化、格式化子午流注抑或六经欲解时的推算方法，使其由传统的从人到生理病理的逻辑推演过渡到电脑程序推算，那就丢掉了中医辨证施治的精髓，导致后世逐渐开启了一场"舞文弄墨，脱离临床"的天马行空式论文体系的"新"时代，最原始朴素的东西，却被我们一股脑儿搞得不伦不类，扯过来扯过去，也没拿出多少实质性成果来。

姚梅龄先生对于"六经欲解时"的理解值得借鉴。他认为六经欲解时类似于六经的生理旺时。因而在疾病转归上，在生理之气旺的时候，正气一鼓作气战胜了邪气，那疾病就痊愈了。所以说单纯的太阳病如果要好了，在一天当中什么时候最容易好？就是从巳至未上。但在临床上大多表现出来的是症状加剧，这是因为虽然这一段时间经气较旺，但并不能完全祛除邪气，从而出现了正邪交争、互不相让的情况，所以症状会加剧，也就是说正气也没有完全打胜，邪气也没有完全退尽，那就导致经气旺时正邪相抟的症状更加显著。

所以有伤寒注家说"得旺时而甚"。大家要注意，这时候可千万不要像西医一样，以为症状加重了，见炎消炎，见烧退烧，一股脑儿地往上造抗生素。这一捣饬可不要紧，那种顺势自愈的倾向又被人为地干扰破坏，又把疾病给打回去了。所以张仲景讲六经病得旺时而愈，实际上还有一层理解，便是"得旺时而剧"。对于六经欲解时的临床意义也值得我们反复思考与体会，更需要大量的病例积累与观察，这应该也是中医临床中瞑眩反应的一种特殊表现形式，核心本质还是正邪交争导致邪气外托。

328. 厥阴病，欲解时，从丑至卯上。

"丑至卯上"是哪个时间段呢？大致上是凌晨 1 点至早上的 7 点，而与它在六经气化上互为表里阴阳的少阳病的欲解时是"寅至辰上"，大体上是凌晨 3 点到早上的 9 点，二者有明显的时间段交叉重叠，这种重叠也在暗示着它们在治则治法上有共性。

对于厥阴病的预后判断大家还可以看看 332 条——期之旦日夜半愈，这里仅仅讲的是病情向愈，实际上从六经旺时的角度来看，甲子夜半少阳起，少阳之时阳始生，患者在这个时间段也会出现"夜半阳气还"所伴随的正邪交争剧烈的现象，患者的病情可能会"加重"，这实际上是好事。倘若"阳气退"而致"有阴无阳"的话，患者连这种调动机体自我排邪的能力都没有，那预后转归也就不甚理想了。

我在临床上应用柴胡剂治疗少阳、厥阴区块的咳嗽是屡试不爽的，这种患者多见于感冒后期（尤其是输液后）表解但伴随部分余邪入里伏于半表里，咳嗽尤以夜半剧烈，甚则痛引胁下或心胸，同时病程持续较长，咳嗽自觉有痰但难以外排，这个时候我的基础方一般都会以小柴胡汤打底，根据患者兼证的不同以及六经体质的特殊性，灵活合用苓桂剂、麻杏石甘汤、四逆汤、真武汤、小陷胸汤、小青龙汤等，效果出奇得好，这是我亲身实践过的。

　　爸爸找人算过命，算命的人也觉得奶奶熬不过3月中旬，后来我在研究六经欲解时时，尝试了将欲解时精确到年和月上，推到厥阴病的"从丑至卯上"时，恰好发现，我奶奶走的那天是阳历3月14日，2017年清明之前，属于卯月，欲解时本身有旺时和衰时两种转归，而我奶奶本身就落在了厥阴区块，如果治不好就会加重，厥阴和衰时碰到了一块儿，最终因为心肺衰竭去世了……

● 不明表证，临床抓瞎

"表"这个问题要好好谈谈，我自己把它整合了一下，作为一种纲领性的辨证指针，验之于临床，也确实是好用。按照胡希恕先生的推演，太阳、少阴都隶属于表，一个是阳性体质，一个是阴性体质。它主要包含了心血管系统、泌尿系统、呼吸系统、皮肤、骨骼、部分神经系统和部分生殖系统。

《内经》里也具体谈过"肺通调水道，下输膀胱""主气司呼吸""朝百脉，主治节""主皮毛"这些肺的生理意义。所以呼吸、出汗、排尿都可以说是"肺"或者"表"的生理功能的一部分。

同时结合之前讲过的"心部于表"的问题，想想肺为什么会"朝百脉，主治节"？这可不是单纯的肺泡进行气体交换那么简单。上次不是布置大家回去背十二经流注了吗？大家想想肺对应的流注时刻，之所以是在凌晨 3 ～ 5 点是有它深刻的意义的。

首先厥阴肝流注于凌晨 1 ～ 3 点，这个时候肝在厥阴区块里发挥着它的藏血功能，这个过程对全身血液起着净化作用，就像水晶石放到大海里消磁一样。之后呢，就是凌晨的 3 ～ 5 点，太阴肺的流注时刻，是名副其实的"黎明前的黑暗"，人体内的气血经过肝的净化，灵动自如而又富有生命的朝气。如何将气血转输出去呢？就要靠肺的宣发肃降的功能了，这个过程，就是"肺朝百脉，主治节"。

而呼吸、泌尿、排汗这三个代谢途径可以说都是太阳寒水之经必不可少的生理过程，三者殊途同归。有句话不是说嘛："小鸡不尿尿，各有各的道儿。"就是这个意思。由于人体功能上的系统性和结构上的完整性，三者中任何一方的代谢出现了问题都有可能导致其余两方或者整个太阳寒水之经出现功能异常，没有任何疆界。

那心血管循环系统怎么看呢？就是我刚刚强调的《内经》的"心部于表"。心血循环系统的好多主打方都是麻桂剂，像治疗瘀血水毒互结的桂枝茯苓丸，治疗中风的大小续命汤，治疗心阳不振的桂枝去芍药汤等。这里我想起了《埤雅》里的一句话："桂犹圭也，宣导百药，为之先聘通使，如执圭之使也。"也就是说桂枝可以促进心血循环，激发心脏的气化功能，也就是我们中医所说的"温通心阳"。想必《伤寒论》中有 40 多个方子都含有桂枝也不是偶然吧。

谈起水毒为患，在表位是可以用麻黄的，因为它利表水，所以麻黄又叫"青龙"，此之谓"肺通调水道""水道者，三焦也"，麻黄的主战场就是我们所说的"三焦"。原发性肺结核所引起的肠结核、结核性腹膜炎、结核性脑膜炎、泌尿生殖系统结核病、骨与关节结核病、淋巴结结核病、血源性结核病的病理基础实则就是中医所讲的"肺通调水道"和"肺主治节"。同时三焦长期蓄积水毒湿浊就会出现畸形化的肥胖，所以美国人曾经用麻黄来减肥，但由于本身含有合成摇头丸的麻黄碱，同时盲目服用亦会出现许多不良反应，最后被禁用了。所以要用好麻黄，必须要统之以规范化的中医辨证，西医药理我们可以参考，但核心离不了中医的传统辨证法，如此，诸如麻黄等很多所谓的"峻猛药"才会真正成为我们中医治病救人的良药。

我的一个肺癌患者在吃我药之前每天都会尿裤子，很严重的尿失禁。西医给开的药吃了也没用，家里人天天给洗裤子。从中医的生理角度来讲，其实他尿裤子的根本原因是肺的问题（上虚不能制下故也），并且他的两个目内眦都有胬肉，面色黧黑，脸上有明显的水斑，即便夏天也不易出汗，这也可能是太阳寒水之经郁闭兼有寒饮犯肺的问题，一旦抓住这个问题的核心，还愁治不好他吗？

那还有神经系统的问题。比如续命汤，《金匮要略》里是用来治疗中风痱的，李可老先生很擅长用它治疗各种脑系的问题。我最近也在一直思考神经系统变性疾病从表论治的可能性，起码从我目前掌握的病例来看，麻桂剂对于帕金森和阿尔兹海默症的防治是具有一定意义的，而我们大名鼎鼎的麻黄汤实际上还有另一个名字——还魂汤，可以用来治疗诸多崇病、客忤、鬼魅、蛊毒等，这些都属于神经系统的问题。

表证里还包含有许多痛症，太阳病讲的麻桂剂，还有少阴病的真武汤、附子汤、甘草附子汤、桂枝加附子汤等，都是蠲痹止痛的名方，说不定"肺主治节"与其也有一定的联系。

这里再给大家补充一点儿干货，这是上海中医药大学老年医学研究所临床研究室主任许士骠的经验：重用麻黄治疗中风，无论是出血性、梗死性或混合性，均用自拟"通脑方"（生麻黄、桂枝、北细辛、川芎、甘草），药物用量逐渐增加，经临床观察未出现血压升高、心跳加速之副作用，一周内显效，一月内即可康复。大家可以参考。

那么部分生殖系统怎么考虑呢？生殖系统可以考虑少阳枢机不利的问题，也可以考虑少阴阳虚的问题，还有很多很多。在这里我专门谈谈太阳病与生殖系统疾病的联系。说两个方子大家就明白了，一个是桂甘龙牡汤，一个是小建中汤。两方都可以用来治疗遗精梦交，男子虚劳。后人可能都仅仅着眼于龙骨、牡蛎涩精潜阳的作用，这就是后世中医的思想，老寻思是某味药具有某个特殊作用，这哪是中医的整体观呢？实际上大家仔细看看，小建中汤中没有龙骨、牡蛎，难道就没有治疗的优势性了吗？

我们中医把握的是能量程式，辨的是证，不是病。如果精微到某味药具有某种特殊的作用，那我们永远也赶超不过西医。现代医学《药理学》如此系统规范，基础都是从生理、生化上稳扎稳打做出来的。我们中医于此不占据优势，优势也不在这里。所以我说核心药物不是龙骨、牡蛎，而是桂枝、甘草，它针对的"虚劳遗精"的背后病机就是少阴心部于表之太阳或者少阴肾治于里之真元的虚损，所以后世总结得出桂枝温通心阳，肉桂温补肾阳，其实就是这个意思。所以有的生殖系统的毛病，我们还要考虑太阳寒水之经这一层表的问题，温阳化气就对了，用再多的补肾壮阳药也枉然。

● 差后调养的至理箴言
——新虚不胜谷气，损谷则愈

391. 吐利发汗，脉平，小烦者，以新虚不胜谷气故也。

这一条宜与398条参看，务必要在临床上重视起来。大病、久病、热病恢复后期在饮食上一定要注意以清淡为主，油腻生冷坚决不沾，"以新虚不胜谷气故也"。做医生的一定要落实到临床上，否则患者出了事就怪你，这是医嘱不当的问题。

398. 患者脉已解，而日暮微烦，以病新差，人强与谷，脾胃气尚弱，不能消谷，故令微烦，损谷则愈。

这条与391条一样，脉象虽然正常了，病也看似好了，但也先别着急给患者进食进补，还是要清淡饮食，保持"至虚则灵"的身体恢复状态。我记得曾经把一对烟台大学老师的小孩儿的咳嗽治好了，结果没过几天他们来微信说小孩儿的咳嗽又犯了。我当时看完舌头就讲："是不是又领孩子出去蹭好吃的了？这病不用治，油腻荤腥生冷全忌，给小孩推推肚子，喝3天小米南瓜山药茯苓粥就好了。"3天后，又来微信告知小孩子全好了。

还有忌口的问题，这是患者与医生在治疗过程中最容易忽视的问题。在服用中药治疗期间是要严格忌口的，对于好多脾胃虚损严重的慢性患者，一定要忌口，还有老慢支、咳嗽、哮喘的，非得忌口不可，否则疗效就是不好。忌口忌什么？忌生、冷、水果、油腻肉食、海鲜、辣椒、腐乳等，尤其是生、冷、水果。

《四部医典》认为：所有生的蔬果都能闭阻脉门。中医历代本草记载，诸如苹果一类的水果甘凉，虚寒之人当慎服，久服会闭百脉、细百脉、束百脉。张仲景在《金匮要略》也曾讲过，生冷瓜果，不能多食，令人百脉弱。记得台湾医杰谭杰中曾经半开玩笑地说过："你吃苹果一口，同时苹果也吃你一口。"人体脏腑经络以通为贵，"奇恒之腑"亦以通为用，不通则怪病蜂起，迁延难愈。所以一切影响血脉经络流通之物，都应该少食，尤其是生、冷、水果。

之前在《伤寒论》讲解中提到过，有一个肝癌老人在医院做完化疗后好不容易恢复过来想吃点儿饭了，儿女们也孝顺，就给老人买了一大篮水果，老人看着也挺有食欲，就吃了一串葡萄，结果这一吃不要紧，一串葡萄就把老人给带走了，刚刚来复的胃阳又被浇灭了……

我另有一位心衰患者在厥阴转出太阴时出现了周身水肿，家里人（其女婿为英诚医院西医主治大夫）情急之下将其送往医院为其静脉滴注大量利尿剂，结果肿不退反剧，期间患者一度口干难耐而恣食过量水果，几度昏迷衰微，后为其投以李可老中医的破格救心汤原方（炮附子由50g至100g再到200g，逐渐递增），硬着头皮顶着家属压力将患者抢救过来，后以桂枝去芍药合理中汤接续调理长达两个月之久，患者可以下床散步买菜，状如常人，此后调配药酒维持治疗，每天一两（紫油桂90g，生甘草60g，云茯苓120g，苍术90g，生姜120g，红参60g，大枣120g），至今未曾反复。

　　2018年7月我接诊一肺腺癌老人，在用中药为其调理3个月后，患者最终因恶病质而消磨去世，死后床头边还有一串香蕉。事后再三追问下方得知，老人儿女众多，轮流伺候，因患者年老痴呆，当时忌口医嘱仅患者儿媳一人得知，怎奈患者儿媳忘记将其嘱咐其余众人，不以为意。

　　真的会有这么严重吗？经云"手太阴肺经起于中焦，还循胃口，上膈属肺"，久病重病之人恣食生、冷、水果，甚至过用、滥用寒凉之西药，势必导致中焦脾胃内生寒饮而失于运化温煦，此即仲景所云"新虚不胜谷气"是也，久之甚则败坏耗损脾阳，亦即后天之阳，阴邪亦可上循肺脉而泛滥周身水道，亦即《内经》所云"肺通调水道"是也，患者可能会因此出现阴邪泛滥所致的心肺衰竭，重者致死。此耕铭于临床滚打摸爬，亲身目睹诸多败案与生死难关之肺腑之言也。

　　假期曾给烟台某一银行副行长的儿子瞧过病，6岁的孩子双侧腋下长满痰核，数日不大便而无所苦。这个小孩有个特点，嗜水果如命，和他家人一起到酒店吃饭，全程目睹了小孩子拿水果当饭吃的不良习惯。我曾就此事专门询问过孩子的母亲，惊讶得知孩子一个月的水果钱就要三四千元，世界各地的奇珍异果吃了个遍。最终我只给开了 19 元钱一瓶的附子理中丸和一份极为重要的医嘱——往后 3 年水果统统停掉。不出半个月，自此小孩子一天一大便，附子理中丸吃到 10 余瓶时痰核也已不见踪迹。

对于不孕不育而又想生孩子的夫妇以及正处于怀孕保胎期的妇女，我建议要把水果停掉。曾经治疗过一例多囊卵巢综合征 1.5 年的患者，怀孕期间因服用大量水果，排卵后 54 天发现胎停育。药物流产手术后再也没怀过孕，雄性激素出现明显升高，初诊断以太阳里虚似表实、少阴虚劳、太阴暗能量富集三大综合症状而统投以赤水壮原汤、麻黄附子甘草汤合方，服药 60 剂后激素六项指标恢复正常，原方撤掉麻黄，加入钛晶、紫石英、黄晶原石，包煎循环使用，余邪托透期选用鬼门消解方辅助治疗，时以当归生姜羊肉汤进补，服至 200 余剂后彩超显示多囊消失，患者于 6 月份上旬重新怀孕，随访至今一切正常（患者于 2019 年 3 月 9 号上午顺产一男婴）。

还有的人为了减肥而吃水果结果越减越肥，有的心脏病老人因长期大便困难而服用香蕉以通便，最终因收束心脉、郁遏胸阳而致病情加重。由此，不得不去重新审视一下——许多诸治不愈、迁延反复的疑难杂症，可能亦是长期吃水果所导致，而有些人却依然被蒙在鼓里，不以为然。

● 论治外感不宜过分"风寒""风热"

学生：

请问在学校感冒的时候没有条件开药熬药，怎么办呢？

耕铭：

出门在外记得随身常备几味《伤寒论》的核心药材。我的舍友骑车从四川去西藏的路上我也让他准备着桂枝去芍药汤和生脉饮，用来预防高原反应，效果很不错。再就是要随身备着针灸针和一次性采血针，小病大病都有用，关键时刻还可以用来抢救。

比如说外感，一开始就可以开四关的。你想想合谷是气穴，太冲是血穴，二者合用，气血双调，这不就像是脾胃气血生化输布全身的"解肌"嘛。所以还是离不开之前讲的脾胃核心模型。为了增强疗效，我们还可以加上足三里和四白，促进脾胃的气血生化。合谷、太冲、足三里、四白，这不就是针灸里的"桂枝汤"嘛。伴有表郁的还可以配上曲池和风池。如果患者有入里化热的倾向，出现里热了，再加上大椎刺络放血，这不就类似于用石膏清热嘛，就像桂枝二越婢一汤一样。中暑更好办，双太阳穴配印堂拔罐放血，可以说屡试不爽，起完罐就和没事人似的。之前强调过外感发热不宜随便放血，刚开始的表证，没有入里化热的趋势，放血就等于误治，放了反而会误耗正气，对患者也是不利的。

学生：

师哥治疗感冒不分风热、风寒吗？

耕铭：

不分。风热、风寒是后世内科学处理外感的思路，这与《伤寒论》的辨治思路是有根本不同的。为什么我不按传统的风热、风寒的辨证思路开感冒药呢？很简单，因为我没有把感冒看成一种病型。我讲过，《伤寒论》是一部疾病总论，它与《金匮》《千金》《外台》《张氏医通》等内科体系是有质的差别的。普通人单纯的感冒还可以拿内科学的套路应付，但如果是糖尿病或者间质性肺炎这类慢性痼疾并发外感的患者，我绝对不赞成用风热、风寒证型去辨治。因为风热、风寒针对的仅仅是外感，而不是慢性病患者系统的症候群，如此就很容易犯"乱枪打鸟"的毛病，一辨是风热，银翘散就去了，结果患者还有"消渴"，还有"痹证"……如果你不考虑到六经钤法的思想，你在临床遇上这类患者时会很受挫的，因为你忽视了"一气周流""牵一发而动全身"的大问题。

麻桂剂是治疗风寒感冒的吗？非也。它是治疗太阳表证的，管你是什么病，只要是太阳表证就能治。柴胡剂是用来退热的吗？同理，我想你应该明白了。

● 大青龙汤：
"太阳中风""脉浮缓"之我见

38. 太阳中风，脉浮紧，发热恶寒，身疼痛，不汗出而烦躁者，大青龙汤主之。若脉微弱，汗出恶风者，不可服之。服之则厥逆，筋惕肉瞤，此为逆也。

大青龙汤方

麻黄六两，去节 桂枝二两，去皮 甘草二两，炙 杏仁四十枚，去皮尖 生姜三两，切 大枣十枚，擘 石膏如鸡子大，碎

上七味，以水九升，先煮麻黄，减二升，去上沫，内诸药，煮取三升，去滓，温服一升，取微似汗。汗出多者，温粉粉之。一服汗者，停后服。若复服，汗多亡阳遂虚，恶风烦躁，不得眠也。

这一条打头儿的"太阳中风"让很多人都百思不得其解。"中风"不是表虚的桂枝汤证吗？怎么还敢用大青龙呢？单从"中

风""伤寒"这两个名词，我想和大家一块儿探讨一下。我们在初学《伤寒论》时，要想初步弄明白仲景的原义，我建议大家可以先把"某病""中风""伤寒""几日""或吐、或下、或汗"等都暂时忽略掉，这样大家在思考方证时不会乱。之后临床上有了定见，再去深入思考条文前缀与疾病动态变化的关系。

另外，在太阳病一开始的提纲证和中风、伤寒的两条原文讲解中我也特意强调过，这三条是后人把《伤寒论》误解为治疗外感的书之后重新定义的"二级条文"，并不是出自仲景手笔的"一级条文"。仲景原文中的"中风""伤寒"，实际上统称为外邪，并没有什么本质区别，也就是泛指诸多外感病邪，包含了后世所说的"风、寒、暑、湿、燥、火"。所以这条里的"中风""伤寒"无所谓分别，仅仅是为了强调有表邪，具体到原文就是表不解的意思。以上是我个人的大胆假设，但这也毕竟只是一家之言。

我们看看大青龙汤，像不像麻黄汤与桂枝去芍药汤的合方呢？所以条文中的"烦躁"，我个人认为可能会表现出桂枝去芍药汤"脉促胸满"的证象来。大青龙汤证就是外感表不解，同时又有表郁，加了麻黄，麻黄三倍于桂枝，说明表郁很严重，同时又有一部分表邪入里化热了，所以仲景加了鸡子大的石膏。

"若脉微弱，汗出恶风"，大体推测它是少阴表证的一种可能分型，这时候就不能用大青龙汤了啊，应该用桂枝加附子汤之类。倘若误用大青龙汤大发其汗，大汗亡阳，随之便会出现"筋惕肉眴"的严重后果。这时候应该怎么办呢？个人认为应急用茯苓四逆汤回阳救逆。

39.伤寒脉浮缓，身不疼，但重，乍有轻时，无少阴证者，大青龙汤发之。

"脉浮缓"有很多种解释，我个人一直都觉得有太多的牵强附会之说，为此初学《伤寒论》时也在这其中栽了许多跟头。给大家说一下我个人对于大青龙汤"脉浮缓"的理解。我认为，"脉浮缓"在这里代指的是慢性病的脉象，强调的是疾病处于隐伏的潜期，正邪交争不剧烈，它在一天当中也不一定是同一个脉象，一阵一阵的。"但重，乍有轻时"进一步暗示了邪伏于内郁闭正气外达的态势，类似的像慢性肾病、甲减、糖尿病等引起的全身浮肿、身不疼、浑身困重。因为慢性病的特质，患者体内的正邪交争不剧烈或不明显，但病情却是比较严重的，需要重剂以起沉疴。

而诸如外感、肺炎、腹膜炎、胰腺炎等这些急性病，通过脉象上的显示就可以明确反映出人体内正邪交争的情况——交争剧烈。慢性病就好比妇人怀孕，有时候单把脉也不一定会出现滑象，它一直都是在变的，诊断起来不是那么的容易。可是在孕妇即将临产的时候，人体的气血开始出现大幅度调动，集中汇聚于下焦，这个时候通过脉象，你能明显感觉到患者的能量状态，这就好比急性病。所以急性病的时候，我们开上药，顺势利导，阴阳一调，很快就能扭转正邪交争的局面，仲景《伤寒论》中论述的许多疾病，都是这种急性病。而慢性病，即便是中药，有时也要吃上好几个疗程，这种患者初期往往迟迟不见效，远期疗效却很好，一旦辨证准确，就要认准了坚持下去。此之谓"王道无近功，久用自有效"。

综上，这里的"脉浮缓"强调的是一种慢性病的指征。有表郁牵带引起的里邪闭阻正气而不得外达，特点是寒包火。条文里没说"主之"，说的是"发之"，就是想告诉你，套路是有，但组方不是一成不变的，大青龙汤只是临床的一种情况而已。《金匮》里的"病溢饮者，当发其汗，大青龙汤主之，小青龙汤亦主之"就是这个意思。同时，"无少阴证"就是想告诉你，这种病理格局在少阴表证中同样可以出现，都在表位，但阴阳属性迥然不同，有鉴别诊断的必要。如果患者是少阴表证，大青龙汤是断然用不得的，那种表郁里滞的状态反倒类似于心衰、肝硬化失代偿期等危重症的表现，不是简单的表郁致里滞，而是比较复杂的里虚邪滞致表郁，用上大青龙汤不就南辕北辙了嘛！

神化脉学为哪般
——中医的畸形化发展

王不留行：

学了几个月的脉学，感觉理论好复杂抽象啊！可是总结了那么多，到临床上有时候感觉和什么也没学似的。师哥是怎么学习脉学的啊？你临床上一般都怎么把脉啊？

耕铭：

首先，我想谈谈，中医脉诊的本质是什么？用国医大师李士懋的话来说就是判断疾病的性质，如虚实等，这是一个宏观把握。四诊是一个整体，彼此不可分割。听说过许多大师们能摸出腰椎间盘突出、子宫肌瘤的个数、头上有疤、腰大肌萎缩……我很佩服他们手指的精准度，堪比西医的检查设备。的确是有这样的奇人，我们不能否认。但对于我们平常人来说，我想耗费如此多的精力研究这种技术未免虚张声势，是一种不太明智的选择……

一开始，我学脉学搞得头挺大，问了很多人，有的人说自己的气要与患者的气感应，再就摸不准是因为自己气场不足云云。总之一涉及脉象比较精微的问题就扯到"气"上了，总归有点儿抽象……后来我慢慢放下了，一整天就思考一个问题：古人切诊中切的为何是脉，而不是别的部位？说半天，原来脉是动态的啊！我们把的寸口不就是桡动脉嘛，所以我们诊断的参照就是这根动脉管的动态变化。如果上帝造人的时候故意把人们的寸口桡动脉改成了桡静脉，我看你能摸出什么来！人既然能活着，气血阴阳尔，那动脉、静脉按中医阴阳理论来说都应该是有气血流注的，这是一个大平衡。那我想问问那些能摸出"气"的人，单单让你摸静脉，按你的理论照样也能摸出点儿花样来，是不？

所以，很客观地讲，摸脉有很多主观因素，十个人可能有十种不同的答案，因此我们必须要有几个最基本、最客观的要素来尽量减小这种误差。想想如果没有后世这些繁杂的脉名与脉象，让你摸出个所以然来，你会怎么应对？我自己的体悟很简单，我能摸出的就是脉位（浮沉）、脉率（快慢）、脉力（沉候有力否，即虚实）、脉的振幅（上下搏动幅度），至于脉的长短粗细很直观，故不必细究，同时也为了尽量简化要素，避免过多的干扰。那么这八种基本脉象通过排列组合（两两，三三，四四……）而产生的复式脉象就会更加复杂。

这样看来，脉学实际上很客观，抓住这几个要素，能变幻出好多脉象，而它们本身又有两面性，浮既主表又主里，沉亦主表也主里（体质差的人外感脉一开始会比较沉，之后会变浮）等。这是一个很宏观整体的诊断手段，单单这样想，怎么能把它单一绝对化，更别提无意义的复杂化了……我们脉诊得结合患者整体资料整体把握，这才叫动脑子……否则，我也不能排除这是你猜的路数。

其次，我们再想一想，上古时期的医生眼里可没有癌症、椎间盘突出、子宫肌瘤、帕金森这些西医病名，在他们眼中仅仅是气血阴阳虚实而已，把脉把的就是疾病的虚实和大体病位（上中下三焦）。如今的全息脉学，我可以负责任地说，是一种披着中西医外皮的幌子，即便能摸出很多种疾病，我想，人大可不必单凭三根指头来拯救地球，高科技的诊察设备不是白发明的，你费那些功夫干什么？甚至典型的椎间盘突出通过简单的触诊和问诊就可以确诊。但也有的患者为了试探你，故意什么都不说，一上来就把手给你，这是来治病还是找茬啊？其实也不能全怪患者，历代中医人对于脉学本身的玄化直接导致了这种畸形化发展，后世人才以为中医单靠三根指头就能拯救地球……

很多人说《伤寒论》的条文大多都涉及脉象，平脉辨证更是至关重要，所以脉学是《伤寒论》的核心。大错特错！脉证并不是字面上的脉的辨证，而是人体所有异常的病理表现。《伤寒论》的条文并非仅以脉象为临床指标（但脉象对于把握阴证阳证起到了至关重要的作用，对于很多疾病虚实的最终把握，往往取决于脉象，如《伤寒论》324条等），更有患者的主观感觉，也就是所谓的症候群，这才是核心（即方证思想）。而脉学，是作为判断疾病性质如虚实、三焦、人体正气与邪气斗争的剧烈程度、疾病发展变化、体表津液盛衰等一系列整体宏观的辅助诊断。《伤寒论》的脉学很纯粹朴素，并无什么高深莫测可言，也更无一脉一病的对应关系。

我们中医看的不是人的病，而是病的人，辨证论治是中医最根本的优势，而辨病论治是西方医学的主导方针。把脉学分裂分化，对中医临床丝毫没有作用，也是对患者的不负责任，单独以脉学闻名的大师我是不敢恭维（可以看一看"岐黄之光"对话石学敏的视频，其中对于妊娠是男是女我是有深刻体会……前几年西医悬赏10万叫板"诊脉验孕"事件也是不了了之……），诊出一堆西医病名徒为患者增加心理负担不说，对于整体观念指导下的辨证论治丝毫没有作用，更别说用《伤寒论》的六经辨证来开方子了……

至于心理脉学的研究，我个人认为有点儿故弄玄虚。每个人都有心理阴影，自己有时都看不透自己，更何况别人？人更需要自救，完全可以寻找灵修方面的尝试。至于给你把脉看心理疾病，只能说明你自己得病最为重要的原因就是自己不了解自己，去寻找心理脉学一类的花样形式，不如说是在找心理暗示……

最后，我想说，脉学可以玄化，但没有这个必要，我也绝对没有贬低脉诊的意思。中医的优势在于症候群的宏观到细化的一整套完备的诊疗体系（缺一个都不行），整体观更是凌驾于西医的局部病理之上，脉学是四诊的一个部分，对于疾病性质的把握起到了极为重要的作用，但如果在脉学方面过于玄化、万能化，用石学敏院士的话来说：那只会误导更多的学子，这本身非但不是爱护中医，而是毁灭中医！

扁小鹊的课后笔记：

①世上确实存在诊脉的奇人，但对于广大中医学子来说，与耗费大量精力研究需要天分的复杂又精准的脉诊相比，明智的做法是：把握"脉诊是四诊之一"的本质，在诊病中注重四诊的结合与

联系。

②能用现代科技轻松诊断出的西医病名，却要通过脉诊耗费时间和精力得出同样的结论，显然忘记了中医最本质的目的是治病救人。

③中医看病最根本的优势是辨证论治，《伤寒论》也是这样体现的，单纯地只注重脉诊脱离了最根本的中医体系，也是对患者的不负责任。

④脉学不是不可以玄化，但它对我们这些想要治病救人的中医来说确实没这个必要。

● "小便不利"语双关，
　　"汗出异常"曲同工

　　小青龙汤是年代比较靠后的一首方子，相比之下，大青龙汤比较"老"。根据方证的对称性原则，同样表不解，如果内有寒饮而非里热的话，我们便推演出了小青龙汤。所以小青龙汤是治疗表未解但郁得不厉害同时兼有寒饮射肺、水饮为患的一个方子。水饮为患就有可能导致呕吐，比如苓桂术甘汤、茯苓甘草汤、真武汤、五苓散等证。同时水饮作祟也有可能导致出现类似"表不解"的假象，诸如发热、头痛、身重、恶寒等。条文中的"小便不利"实际上包含两种情况：第一种是强调排尿困难、小便量少；第二种是尿频、尿崩、膀胱咳这类的征象，膀胱咳的患者大多不能做剧烈运动，甚至稍微一运动就会憋不住尿，咳嗽时也会伴有遗尿。那么条文剩下的症状也都是水饮为患可以导致的，我就不细讲了。

这里还需要强调一点，实际上五苓散条文中的"小便不利"也可以引申为"汗出异常"。为什么这里要提到汗出这个症状？我们平时出汗不？都出汗，而且每时每刻都在出不少汗，只是量太少，都蒸发到空气里去了。汗腺是类似于肾小球的器官，血液经过汗腺的毛细血管后，就会有透过屏障的原汗液产生，类似从肾小球里滤过产生的原尿，然后原汗液要经过腺管的重吸收，成为汗液，类似于肾小管的重吸收作用。通常情况下汗腺分泌汗液量是发汗中枢通过对汗腺的毛细血管舒缩调节来调节汗腺血流量而实现的，类似于肾血流量的调节机制。所以我之前在53、54条曾经讲过用苓桂剂治疗异常汗出，实际上就是根于我之前讲过的"表"的问题，呼吸、汗出、泌尿都可以说是"肺"或者"表"的生理功能的一部分，而这三个代谢途径可以说都是太阳寒水之经进行气化所必不可少的生理过程，三者殊途同归。由于人体功能上的系统性和结构上的完整性，三者中任何一方的代谢出现了问题都有可能导致其余两方或者整个太阳寒水之经出现功能异常，没有任何疆界。

● "屠夫"与"阿罗汉"
——中西医之我见

师哥：

师弟对于中医控和西医怼中医的问题是如何看待的？

耕铭：

医学没有百分之百。俗话说得好：大病等死，小病求医。在疾病面前，斗争了几千年的人类即便在 21 世纪也依然处于被动状态。这是为什么？很简单，举个例子：一辆车一个机器坏了可以重新换个零件，之后又可以正常工作了，因为它们的发明制造者是人；而一个人的身体"零件"坏了，医生即便使用了最先进的技术有时也无力回天，因为人体这个极其精微的机器终归不是我们人类预先设计好的……

我们人类在医学领域的某些理论和实践上可能很有把握，但在生命本质及其背后的形而上层面，好多却都是黑洞。就怕学完中医自己以为天下无敌，诸如任何疾病都不加思考和探索而乱用医术逞强，这样不仅会误诊，更会耽误患者的治疗和病情，不亚于害命啊！而现在四处逞强的中医控们也恰恰表现出了这一点，由此中医也被搞得变了味，失去了科学性和规范性。西医也有优势，只不过也有缺点，临床理论研究与病理诊断是很有快感的，但具体到临床，还是免不了丢失整体观念后乱枪打鸟的下场。诸如心脏搭桥做支架、牙冠烤瓷、器官切除、栓塞治疗、髋骨置换等非自然状态下的人为干扰，是治标不治本的。一旦忽视了人体的大循环，势必将会导致更多棘手的问题和隐患。而中医最大的特色就是借自然顺势之为调整人体循环，尊重人体本身，达到与疾病背后非自然态势的和解。这就像是一条灵动的"生命线"，把复杂的病理反应串成了一条项链，保证了诊疗的"一贯性"原则，单单是一句"肺通调水道，下输膀胱"，就足以发挥"铜山西崩，洛钟东应"的惊人效果（从这一点来看，中医与远古的占卜师无二区别，前提是站在人体生命科学的立场）。

　　所以中医、西医的治疗手段从根本上是无法结合的，我经常戏称西医是微观形态学上的"屠夫"，中医则是整体功能学上的"阿罗汉"，心思微妙得很。但西医高度成熟发达的人体生理病理学对于我们研究《伤寒论》的人来说极为重要。杨麦青教授就是尝试将现代医学理论与《伤寒论》进行汇通整合的代表先驱，临床上做得也着实让人佩服。可现在在我们中医的队伍里却一直流行着"废西存中"的风气。一开始学中医，我也曾这样过，可现在静下心来仔细想想，我觉得是我们狭隘了。

举个例子，有人说《伤寒论》是天人所著之书，不用问为什么，能用就行了……我觉得这不是在发扬中医，而是在禁锢中医。难道1800年以前什么样，1800年后还得那个样？关键是我们现在的中医水平，也着实令人忧虑。时代在发展，中医人更需要发展。或许在普通西医眼中《伤寒论》不过是中国古代治疗外感的一部"朴素"的经验集子，而如今在很多西学中的院士和创新型中医人才眼中中国古代的《伤寒论》是一门不可思议的临床病理生理学，它的临床指导价值与启迪意义不可小觑，这可是老祖宗留下来的宝贝啊！

仲景时代没有成熟的科学技术条件，只能通过外在诸多症候群以及种种误治去不断摸索尝试，这是很不容易的，尤其是形成一套有效规范的诊疗体系更是让我们现代人着实感到不可思议！如果仲景穿越到现代，他会做何感想？首先，作为一名医学家，他关心的是如何让中医更加科学化、规范化、有效化而又实用化，这也是他写这部《伤寒论》的目的。而面对现代西方医学在人体功能和形态学领域所做出的努力与尝试，我想，仲景一定会虚心学习与借鉴的，因为我们都是科学工作者，从事的也都是人体科学，目的也都是为了临床医学更好的发展，并无二元对立的分别。

正如钱学森所说："医学的前途是中医现代化，而不在什么其他途径。人体科学的方向是中医，西医也要走到中医的道路上来。"我认为在未来很有必要把疾病发展规律、症候群思想以及现代生理病理学高度整合形成一门大学科，实现真正意义上的中西医结合

（中医为体，西医为用）。不过还是要强调，中医、西医不能稀里糊涂地结合。对于西医课程，要保持辩证的思想，不能被西医牵着鼻子走，更不能学成"人格分裂"。但一味拘泥于东方传统医学而摒弃西方现代医学，说句实在话，就是为了给自己的偷懒和固执找借口……这不是一个医学工作者对待医学本身应有的态度。

● "脉阴阳俱停"，怎么个"停"法

94. 太阳病未解，脉阴阳俱停，必先振栗汗出而解。

这一条的第一句最重要，后面的我们暂且不讲。"太阳病未解"说的是表没解，那就要解表。"阴阳"之前讲过，可以活看，反倒不必纠结。"停"，不是停止的意思，脉不跳了人不就死了。仲景是南阳人，在南阳方言里"停"是"对等""差不多"的意思。所以，这里的"脉阴阳俱停"指的是脉不浮也不沉，很稳称平和。倘若经过误治，人体正气尚耐攻伐，那么等到正气来复，就会出现正邪交争的瞑眩反应——振栗汗出而解。

再讲一个医案，以加深理解。某论坛网友的儿子患了伤寒，先用大青龙汤发汗不退，后用葛根汤仍高烧不退，小孩子极为难受。这时父亲发现小孩子的脉象较之前不但没有出现浮紧躁数之象反而变得平和了许多。随后患儿全身抽搐，浑身大汗而解，稍加调养将

息后状如常人。

有时人体的运作机理就是这么奇怪，遇到这种瞑眩反应我们该怎么治就怎么治，只要辨证准确，就要坚守治则治法，否则脑子一乱，方子一改，指不定出什么乱子。

192.阳明病，初欲食，小便反不利，大便自调，其人骨节疼，翕翕如有热状，奄然发狂，濈然汗出而解者，此水不胜谷气，与汗共并，脉紧则愈。

这条挺不错，但不好懂。在"奄然发狂，濈然汗出而解"旁边注上94条的"必先振栗汗出而解"，94条那还有我的一则医案，放一块儿看。这条描述的实际上也是一种正胜于邪而出现的欲解倾向所伴随的瞑眩反应，而这条里的阳明病，我个人更倾向于太阳、少阳合病。太阳寒水之经出现津液代谢失常就有可能导致"小便反不利"和"骨节疼"。在《康平本》里，"濈然汗出而解"前是有阙漏的，我想应该是具体的治法吧，可能是"与大青龙汤""与柴胡桂枝汤"等。下面的"此水不胜谷气，与汗共并，脉紧则愈"是衍文，"脉紧则愈"应该放到"此水不胜谷气"前面，反映的是正邪相抟驱病势外达的一种趋势，"谷气"类似于肺卫，肺卫作用的物质基础是津液，故而"与汗共并"，邪得以"濈然汗出而解"。

● 从宏观抽象到微观具体
——亦真亦假的少阳区块

什么是少阳区块？大致上可以分为这几个部分：

内分泌系统（下丘脑－垂体－靶腺轴，调控五脏六腑的生理代谢机能）、部分消化系统（主要偏于消化系统炎症，所以会伴有心烦、喜呕、下利等）、肝胆胰脾（解剖投射区就位于胸胁附近，提示我们临床上一定要做腹诊）、诸多孔窍（口腔、咽喉、眼耳鼻舌、肛门、尿道等都可以考虑，临床上有用柴胡剂治疗便秘、痔疮、下利、小便不利、头面部炎症的机会）、腠理系统（比如黏膜、淋巴等，即《金匮》所谓"腠者，是三焦通会元真之处，为血气所注；理者，是皮肤脏腑之纹理也"）、某些败血症、菌血症等全身性炎症（之前讲过的"血毒"）的反应系统。

以上是比较宏观的粗略表达，具体到细胞本身可能还会伴有细胞的化生（metaplasia）（扫码看图 2）。"化生"本是佛教的专有名词，意指四生之一，即变化而生，如诸天、地狱，及劫初的人类都是化生的。另外特指中阴身，又名中有，它是化生的。什么是中阴身？它是一种界于粗钝肉体与精微能量之间的过渡阶段。它的特质就是阴阳往来、

图 2 化生模式的镜下表现（以鳞状上皮化生为例）

亦真亦假、界限模糊、迷茫而没有安全感。人活着的时候有生存中阴和睡梦中阴，大家想想，我们在现实和睡梦中有多少失去自我而又搞不清楚自己的时候？你真的就是你所认为的那个"你"吗？人死了以后呢，随之出现的是粗钝肉体幻灭向精微能量幻灭以及微细光明体逐渐示现向粗钝肉体逐渐成型之间的两大过渡期，这是生命体死亡后到新的生命体产生存在的中阴。

人的许多天性特质、命运轨迹、身体机能实际上都与中阴身密切相关，它可以是某一瞬间无法掌控的起心动念，也可以是体内遗传信息的一次次复制、转录和翻译。"metaplasia"翻译过来就是"组织变形"的意思，不仅仅是形态上的改变，更是功能上的改变。现代医学对其病理机制研究不明，将其归结为人体基因重新程序化的结果，对它的专题讨论与研究复杂之复杂，简单来讲这也是一种微观的"中阴状态"。

少阳区块下生理性的细胞化生是人体细胞适应外界刺激与自我保护的一种能力；而病理性的细胞化生则是在长期的不良刺激下细胞自身发生的变态反应，大多数多步骤恶性肿瘤的癌前病变都与病理性细胞化生有关，我将其称之为肿瘤发生的"沃土"。具体到临床，我在治疗鳞状细胞癌（包括肺鳞癌、口腔鳞状癌、食管鳞状

癌、皮肤鳞状癌等）、腺上皮化生癌（以肠化生多见）等的患者经常会从少阳考虑，包括我本身的瘢痕体质，也是一直在用柴胡剂与半夏剂作为底方进行治疗。

自己整理归纳的还不是很全，不能说是百分之百的对应，更不能完全涵盖所有病理范畴，仅仅作一个参考，临床还当活看。大体看上去，少阳区块涉及的问题很复杂，"不清不楚小柴胡"也就是这么来的。少阳病看似复杂，实际上也最好识别了，只要符合"正邪交争、阴阳往来"的病机，都有可能是少阳区块的问题。

● 千般至尊奥义，不离和法一则

后世称小柴胡汤为"和剂"之祖方，那到底什么是"和"呢？我认为"和"并非后世所说的不能吐、不能汗、不能下，要是没了"汗、吐、下"，邪气又何以外解呢？

少阳病柴胡汤证的病机是"邪郁少阳、上下不通、枢机不利"，用柴胡汤"和枢机、解郁结、畅三焦"之后，人体自身的排邪功能得以恢复，激化正邪交争，邪气该随吐出则吐、该从汗去则汗、该从下而排则下。用小柴胡汤不是直接去催吐、发汗、攻下，小柴胡汤发不了汗，却可以激发"战汗"而病解；不能攻下，却可以治疗"不大便而呕，舌上白苔者"以及"大便坚，呕不能食"，因为患者服用小柴胡汤后"上焦得通、津液得下、胃气因和、枢机得利"，这大概就是"和"的确切含义吧。

由于少阳区块"正邪交争、阴阳往来"的病理敏感性以及排邪外出的不定向性，少阳区块的患者服药后也最容易出现瞑眩反应。

以我个人的经历来看，如果单纯采用六经辨证论治的话这种瞑眩反应在临床上还是很多见的，最激烈的莫过于寒热虚实错杂的柴胡四逆汤辈，这个大家临床上要留意，柴胡、半夏、附子三味药一旦出现在同一张处方里，对于平素处于"潜隐性"病理状态的患者来说可能会出现伏邪外托的趋势，此时容易出现的排病反应医生应事先对患者做好交代，以免造成不必要的医疗纠纷。

后世所说的"少阳病"不能用汗法、吐法、下法还有另外一层意思，就是少阳病不能单独使用汗法、吐法、下法来治疗，只能在"和解少阳"的基础上兼汗、兼吐或兼下。

兼汗：小柴胡汤加减法中的"若不渴，外有微热者，去人参，加桂枝三两，温覆微汗愈"，包括《伤寒论》146条的柴胡桂枝汤。

兼下：大柴胡汤、柴胡加龙骨牡蛎汤、柴胡加芒硝汤。

对于"和解法"的实质，清代医家戴北山曾说："寒热并用谓之和，补泻合剂谓之和，表里双解谓之和，平其亢厉谓之和。"我再加一句："升降散敛谓之和。"

● 精析核心文眼，不可一叶遮目
——细品《伤寒论》之"烦"字

纵观《伤寒论》全书，"烦"的出现频率极高，它本身的意义也绝非后世所认为的"烦躁"那么简单。话又说回来，"烦躁"又是指哪门子"烦"呢？研读《伤寒论》要细品一字一句，更要落于临床实处。

以我个人体会，宽泛地来讲，"烦"应该是人体的一种明显的排病反应程度表达抑或正气来复或者邪气益甚的表现形式，包括桂枝汤的"反烦不解"，大青龙汤的"烦躁"，茯苓四逆汤的"烦躁"，黄连阿胶汤的"心中烦"，栀子豉汤的"虚烦"，五苓散的"不解而烦"，干姜附子汤的"昼日烦躁不得眠"，小柴胡汤的"心烦喜呕"，大柴胡汤和调胃承气汤的"郁郁微烦"，小承气汤的"微烦"，大承气汤的"烦不解"，柴胡龙骨牡蛎汤的"烦惊"，柴胡桂枝干姜汤的"心烦"以及"初服微烦"，桂甘龙牡汤的"烦躁"，大陷胸汤的"短气躁烦、心胸大烦",甘草泻心汤的"心烦不得安",白虎人参汤的"干燥而烦",吴茱萸汤的"烦躁欲死",猪肤汤的"胸满心烦",乌梅丸的"而复时烦",包括后面要讲的"差后劳复篇"中枳实栀子豉汤的"劳复",46条的"发烦目瞑",48条的"当汗不汗,其人躁烦",57条的"半日许复烦",71条的"烦躁",72条的"烦渴",110条的"躁烦",116条的"烦逆",141条的"弥更益烦",203条的"尚微烦不了了",264条的"胸中满而烦",269条的"躁烦",289条的"时自烦",339条的"胸胁烦满",391条的"小烦",398条的"日暮微烦"等,这些留给大家课后去琢磨。

"渴而口燥烦"这句话我略微改动了一下,把"烦"字移到了"渴"的前边,也就是"烦渴而口燥"。在古汉语中,"烦"有"甚、很"的意思,"烦渴而口燥"也就是口干口渴很明显的意思。包括146条的"支节烦疼"、174条的"身体疼烦"、175条的"骨节疼烦"、274条的"四肢烦疼"等,里面的"烦"都是表程度的意思。

309.少阴病,吐利,手足逆冷,烦躁欲死者,吴茱萸汤主之。

吴茱萸汤方

吴茱萸一升　人参二两　生姜六两,切　大枣十二枚,擘

上四味,以水七升,煮取二升,去滓,温服七合,日三服。

这条同样是少阴内传太阴的一个过渡描述。"吐利,手足逆冷"说明有里阴证的存在。这里的"烦躁欲死"的"烦"可以有两个意思:一种情况是虚阳浮越上扰,而吴茱萸恰恰可以引虚火下行;另

一种情况是"很""甚"的意思。"躁"不等同于"燥","躁"强调的是精神的不安以及身体对不适感做出的适应性举动,"燥"则强调了热的属性。所以"烦躁欲死"可以是患者阴阳离绝,真元浮越而"欲"(将要)亡的危象,患者可能还会出现"里寒外热、身反不恶寒、其人面色赤、循衣摸床、撮空理线、无自觉的肢体不宁、耳聋囊缩而厥、水浆不入不知人"的表现,患者已经处于太阴、厥阴兼并而虚衰至极的状态,这个时候单纯使用吴茱萸汤可能就小巫见大巫了,应当及时使用茯苓四逆汤、通脉四逆汤这些回阳重剂以逆流挽舟,即便用上,大多也预后不良。

而在吴茱萸汤这条里,"烦躁欲死"则为寒饮中阻太阴气机升降逆乱所导致的极为不舒服而痛苦的感觉,就像我小时候乘坐高级封闭性商务车,六七个小时里呕吐达数十次,我还清楚地记着这种晕车恶心的周期性,平均 20 分钟左右就要反一次胃,当时真的连想死的念头都有了。我这个人对疼痛不敏感,火针、针刀都敢拿自己试,唯独晕车,怕得是要死要活的。

小便不利者，为无血也
——非也

124.太阳病六七日，表证仍在，脉微而沉，反不结胸，其人发狂者，以热在下焦，少腹当硬满，小便自利者，下血乃愈。所以然者，以太阳随经，瘀热在里故也。抵当汤主之。

抵当汤方

水蛭熬　　虻虫去翅足，熬　各三十个　桃仁二十个，去皮尖　大黄三两，酒洗

上四味，以水五升，煮取三升，去滓，温服一升。不下，更服。

125.太阳病，身黄，脉沉结、少腹硬，小便不利者，为无血也；小便自利，其人如狂者，血证谛也，抵当汤主之。

这两条放一块儿看。124条描述的是一位表没解同时伴有表邪入里与体内素有瘀血互结的病患。抵当汤与桃仁承气汤并非同一个时代的作品，抵当汤里没用桂枝，这就失去仲景的特色了，所以抵当汤成方年代较桃仁承气汤晚，那个时期或许刚刚盛行虫类药的应用。

　　我们看看抵当汤的煎服法，"五升煮取三升"，比桃仁承气汤的煎煮时间短多了。所以这里的大黄比较倾向于后煎，说明患者有里实的情况，原文中的"小腹硬"和"小腹当硬满"也恰恰证明了这一点。再看第125条的"身黄"，是由于肝细胞摄取、结合与排泌胆红素发生障碍，加之毛细胆管受压或胆栓形成而引起血液中胆红素升高所导致的；中医也会放到肝、脾上去考虑，同时也会考虑瘀血和水毒的影响。再看"脉沉结"，沉在这里主里亦主实，是瘀血的指征。

　　"小便不利者，为无血也"这句话说的有点儿绝对，会误导临床，绝非仲景的手笔。"小便自利"就会是瘀血吗？"小便不利"就一定能排除瘀血为患吗？我认为没有这么简单。"小便利"也要考虑是不是病理状态导致的，尿多尿频一样可以是水饮为患的。瘀血为患，照样可以出现"小便不利"，瘀血结在下焦导致的瘀血阻络是有可能引起排尿困难的，就好比这人裤裆被人家给踹了，下焦有内伤瘀血了，就会出现小便不利。所以总体上看瘀血为患与小便利与不利也没有什么必然联系。在尾台榕堂的《类聚方广义》里，就记载有好多瘀血为患导致二便不利的病证。小便如何云云，只是一个可供参考的或然症，仲景也不会将它强加于病机本身。

● 白血病的古方证条文

147. 伤寒五六日，已发汗而复下之，胸胁满微结，小便不利，渴而不呕，但头汗出，往来寒热，心烦者，此为未解也，柴胡桂枝干姜汤主之。

柴胡桂枝干姜汤方

柴胡半斤　桂枝三两，去皮　干姜二两　栝楼根四两　黄芩三两　牡蛎二两，熬　甘草二两，炙

上七味，以水一斗二升，煮取六升，去滓，再煎取三升，温服一升，日三服，初服微烦，复服汗出便愈。

柴胡桂枝干姜汤是一个太阴少阳合病的方子，中日友好医院的冯世纶教授尤为喜用此方在临床上做加减。

先看一下原方。桂枝在这儿的作用并非解表那么简单，阳逆阴衰以启阳归位致阴化生（配伍栝楼根、牡蛎），阴盛阳微以散阴致

阳温煦（配伍干姜），桂枝一用，此处最微。柴胡用来疏解少阳枢机，黄芩用来清解少阳郁热，原文对应的就是"胸胁满微结，往来寒热，心烦"，都是少阳区块的问题。"但头汗出"，是少阳郁热或太阳经病理产物积聚出现的连锁反应。方子里为什么把半夏给去了？因为半夏可以抑制腺体分泌，口渴就代之以天花粉，用来生津止渴，"不呕"说明没有痰浊上逆的问题，代之以天花粉降痰火的作用。"小便不利"可能是在暗示患者津液气化不利的状态，应该考虑柴苓散这一类的方子，单根据原方组成来看，这里的"小便不利"似乎更偏向于少阳枢机不利所引起的。

再看调服法。"初服微烦，复服汗出便愈"，说明使用柴胡剂经常会出现瞑眩反应。胡希恕先生就多次强调，服柴胡剂很容易出现瞑眩，具体反应是服药后很可能会打寒战，然后出一身大汗。他说人要是不虚，不会有这种反应，而寒战汗出后，病马上就能好。胡老提醒医生和患者都要心里有数，他自己就有因为瞑眩反应而半夜被人砸门的经历。所以，对于瞑眩，需要医生有定见，别轻易换药更方，同时也要和患者交代清楚，你不明白瞑眩反应，临床上也就没谱。

这里再补充一个柴胡桂枝干姜汤的腹证，最典型的当属胸骨明显压痛和脐上动悸，如果同时出现的话，七八成离不了柴胡桂枝干姜汤的底子。胸骨压痛也可以定在膻中穴，厥阴心包的募穴，此处可以辅助诊断诸如心脏、胸腺、乳腺的问题，所以这些区块的疾病也有使用柴桂干姜汤的机会。

更为奇妙的是，目前公认尚无有效可靠疗法、难以治愈、死亡率极高的白血病似乎在两千年前就已经被仲景发现并总结过，柴胡桂枝干姜汤寥寥数字的方证条文以及病机表现与白血病的主要表现有很多相似的地方。白血病的主要临床特征有：①贫血；②出血；③发热；④肝脾和淋巴结肿大；⑤齿龈、舌和口腔溃疡肿痛；⑥皮肤疱疹、紫斑；⑦骨痛，尤以胸骨较明显。多数患者在发展过程中可以先后或同时出现这些症候，有些患者只出现部分特征。这里供诸位参考，今后于临床上自见分晓。

● 《伤寒论》舌诊发微
——还原中医舌诊本来的面目

学生：师哥可以具体讲一下《伤寒论》的舌诊吗？

耕铭：黄煌教授说过，现代中医学把舌苔的诊断价值往往夸大了，主要还是看舌质。有些人天生就剥落苔、镜面舌或者舌苔厚腻（经常不吃早饭的人舌苔较常人厚腻），你总不能一棒子都打死吧。仲景的《伤寒论》里也只有小柴胡汤、栀子豉汤和脏结的条文提到过舌象，小柴胡汤是"舌上白胎"，栀子豉汤是"舌上胎"，"脏结"是"舌上白胎滑"，描述的也很简略。由此也可以看出仲景临床上应用舌诊的频率不高，这应该是有一定原因的。舌诊的盛行起源于明清，尤以陆九芝《伤寒舌鉴》所提出的"对舌下药"为发展巅峰，这其实是欠妥的，临床上毕竟审证求因是关键，舌诊仅仅是一种推测凭据，需要具体分析，不能盲目硬套。

平常人的舌头颜色是可以变的，舌头运动越频繁，颜色就越红，但不会变得绛红绛紫。至于舌苔，反映的是舌面上真菌的生长状况。人体的皮肤黏膜组织有天然的对抗微生物的屏障机制，使得身体表面的微生物在有限的范围限度内生长繁殖，形成一个微观生态平衡。当人体的免疫功能下降时，这个屏障遭受冲击，如化疗以后，有的患者出现厚厚的如发霉状的舌苔。而在人体的免疫系统重新构筑与建立的过程中也会出现类似情况，许多进行中药免疫疗法的患者初期都会有一段时间舌苔增厚、DOB 升高的现象，这是胃阳发动、浊阴外逼的一过性反应，不作病态观。因此，舌苔直接反映的是真菌的生长情况，间接反映了机体与真菌之间的力量对比，包括局部的黏膜免疫功能、酸碱度、机体整体的免疫功能等与真菌等微生物的力量对比。舌干燥、湿润与否，这个之前给大家讲过，不再多赘。舌质红绛、紫绛反映的是血循环的状况，一般有缺氧、血黏度高、出血倾向等可能，不能一味地认为是"热入营血"。

对于许多重症患者，其舌苔的诊断价值不可小觑，因为这是患者胃气盛衰与否的表现。后抗生素时代大量西药制剂与化学药物的滥用，包括中医寒凉清热法的滥用，都会造成患者出现无苔的症状，这是很危险的！舌上无苔，可能暗示寒凉打压郁遏阳气太过，患者元阳虚衰至极，无法"阳化气，阴成形"，津液气血无法气化输布以上养，患者甚至会出现咽喉疼痛、口干舌燥的表现。长此以往患者就会像"僵尸"一般逐渐"折寿而不彰"，将来可能会百病缠身，生命质量也会因此而大大受到影响。所以钦安祖师的那句话说得没错——滋阴降火，杀人无算！

另外要明确舌诊的价值依存性，它盛行于明清温病学派，因此相对于内科慢性病和诸多杂病，舌诊更适用于病毒、细菌性感染，我们可以通过舌象来推测患者感染态势的深浅轻重，这是舌诊最大的价值。

● 《伤寒论》的"痞"有广义、狭义之分

149. 伤寒五六日，呕而发热者，柴胡汤证具，而以他药下之，柴胡证仍在者，复与柴胡汤。此虽已下之，不为逆，必蒸蒸而振，却发热汗出而解。若心下满而硬痛者，此为结胸也，大陷胸汤主之；但满而不痛者，此为痞，柴胡不中与之，宜半夏泻心汤。

半夏泻心汤方

半夏半升，洗　黄芩　干姜　人参　甘草炙　各三两　黄连一两
大枣十二枚，擘

上七味，以水一斗，煮取六升，去滓，再煎取三升，温服一升，日三服。须大陷胸汤者，方用前第二法。一方用半夏一升。

前面那一部分和之前的重复了，我们直接从半夏泻心汤看起。"但满而不痛者，此为痞，柴胡不中与之"，《康治本》里根本就没有"柴胡不中与之"这句话。事实也是如此，以少阳为主轴的柴胡

方群和半夏方群都可以治疗诸多消化系统的"痞"证，前者偏于消化腺轴的内分泌调控失常，后者则偏于消化道的炎症反应和功能性衰退。另外，并非"但满而不痛"就一定是痞，痞证也可能会伴有压痛的，程度一般是比较轻的。半夏泻心汤治疗的痞证，仅仅是众多不同病因病机所导致的"痞"证中的一类。从组方规律上来看，半夏泻心汤的祖方是后面要讲的干姜黄芩黄连人参汤，所以大家要把359条的"寒格"和这里的"痞"联系在一块儿看，两个条文有嵌套的关系。

还要注意，半夏泻心汤里的"痞"实际上有广义、狭义之分，广义上讲是中焦脾胃转枢不利，上下阴阳否格，可以出现类似于"否"卦的身体格局，患者可能会出现上热下寒、阴阳颠倒的表现，诸如头面部生虚火而下焦虚寒泻利、白天低迷嗜睡而夜晚亢奋失眠等，总归是一种能量颠倒的状态，而由此所导致的心下闷堵不适则是所谓狭义上的"痞"，也仅仅局限于原文本身，只是其中的一种表象。而心下闷堵不适的出现也是非必要的，它背后的病理本质也绝非中焦脾胃转枢不利一种。所以还是要强调，不要一看到"痞"就想到泻心汤，根据方名和条文擅自把它们画等号，这会误导临床的。

大小柴胡汤和半夏泻心汤都由7味药组成，三者都可以走血分，但在力道上有所差异。小柴胡靠的是黄芩，半夏泻心汤多了一味黄连，大柴胡靠的是大黄，三者呈递进关系，病位也逐渐偏里。

● "表解者，乃可攻之"
的致命性与控涎丹的用法

152. 太阳中风，下利呕逆，表解者，乃可攻之。其人絷絷汗出，发作有时，头痛，心下痞硬满，引胁下痛，干呕短气，汗出不恶寒者，此表解里未和也，十枣汤主之。

十枣汤方

芫花熬　甘遂　大戟

上三味等分，各别捣为散，以水一升半，先煮大枣肥者十枚，取八合，去滓，内药末，强人服一钱匕，羸人服半钱，温服之，平旦服。若下少，病不除者，明日更服，加半钱，得快下利后，糜粥自养。

十枣汤是一个经典的好方，名字起的很温柔，效果却十分了得。"表解者，乃可攻之"在《康平本》里是衍文，在《康治本》

里压根就没出现过。我们也可以想想，一旦出现了表不解，又加之有水饮，首先就得考虑是水饮为患所导致的假性表证。《医经解惑论》有云："里病作表证者，但当治其里，即表证不治自除。里病者，里虚、里实、里滞也，作表证者，作头痛、发热、恶寒、恶风等证，而或似表虚，或似表实也。"

十枣汤水饮为患的严峻程度可比苓桂剂厉害多了，甚至都有致命的危险，我们不能自以为是表证就先去解表，这一解表可倒好，激动里边的水饮，生出一堆变证，患者的病理格局马上就乱套了。这个之前也讲过，比如"发汗则动经，身为振振摇"这一条，后面的160条也是这么一回事儿。记住，水饮为患，可以出现表没解的假象。其次，如果真的是表没解，也不能单纯想着去解表，照样会误治。怎么办？一定要以水饮证为当下最核心的指征，双解其表里。这时候解表就相当于用麻黄、苍术、杏仁这些通利三焦焦膜最外头的一层表水，同时一定要根据病位和病性配上茯苓、吴茱萸、半夏、柴胡、葶苈子这些去搜刮三焦焦膜内的水毒，水毒比较顽固不化或者病情危急的，就要考虑用甘遂类方，病理次第搞明白了，其他的也就都迎刃而解了。

所以，"表解者，乃可攻之"这句话有明显的临床误导作用，这样的患者没遇到不要紧，一旦摊上了，再把这句话往上一扣，八成都得想着先去解表，那可就完了。所以有人说：经典都是毒药，只有能够解毒的人，才能将其转化为自己的营养。说的还是有道理的。

学生：瘀血、水饮都可以产生类似表不解的假象，那么对于这种情况，如果医生没有识别出假性表证，给他解表和攻瘀、化饮一起治疗可不可以呢？

耕铭：可以的。也正因为如此，仲景在温化水饮的苓桂剂，以及桃仁承气汤、桂枝茯苓丸这类下瘀血的方子里都用了桂枝，就是想告诉你，桂枝既可以"解肌"，又是攻瘀、化饮离不开的经典药基，它作为两种病理次第过渡的中间产物与核心组成，自然而然地把在比较原始的《康治本》时期没有强调的表里治则的界限给模糊化了，这对于初学者来说未尝不是一件好事，否则这一深究不要紧，到临床上可能正好就和仲景的理法背道而驰了，就像《伤寒论》多出的那么多衍文一样，流散无穷，这可不是好现象。

接着看，"其人漐漐汗出，发作有时，头痛，汗出不恶寒"，这些可以看作是水饮为患导致的假性表证。"心下痞硬满，引胁下痛，干呕短气"，强调的是具体病位。

我们看看方子的组成，3 味药都是泻逐伏饮的"得力干将"。另外要注意方后"先煮大枣肥者十枚"这句话，3 味药不要忘了要用大枣水送服，大枣本身可以防止峻猛药物过度伤胃，同时又可以快速补充电解质，防止短时间内泻下的过度耗损。大戟在这里是增效甘遂的，有京大戟和红芽大戟两个品种，京大戟泻水逐饮作用强，红芽大戟消肿散结功能强。消癌积水，用京大戟；抗癌，用红芽大戟为好。甘遂又有生熟之分，生用攻的力量大，熟的力量就弱了一些，要是消癌积水，就使用生的，如果抗癌，就使用熟的，所以甘遂剂也可以称得上是我们中医的"化疗"药。芫花现在一般不用，吃多了容易中毒引起头疼，所以在陈无择的《三因极一病证方论》里就把这个十枣汤给升级换代了，用白芥子代替了芫花，名曰"控涎丹"。白芥子色白、入肺，肺通调水道嘛，用以搜刮三焦水道之水毒结滞。白芥子既是食品，也是药品，安全性很高，在入药上，一般都是炒了用。

控涎丹我是经常用的，一般都是要求患者晨起空腹服用，早中两餐不吃，到傍晚排得差不多了可以喝点儿小米山药粥，晚饭宜清淡，忌荤、忌辣、忌发物。一般患者在服完药一两个钟头后就会出现头晕、恶心、腹痛、腹泻的现象，由于不是病理性的应激反应，所以不会出现"里急后重"或者"烦躁欲死"这些程度比较剧烈的反应，患者是可以耐受的。像我服完药照样该坐车坐车，该看病看病，有感觉了就去厕所，一般到晚上呕吐、腹泻就停了。有的人吃一次还不行，没清干净，缓几天再让他吃一次。有的人拿它来减肥，但必须是三焦水湿很重的人，并且不建议常吃，要想真正做到不反弹，还要从体质下手。《金匮》里就说过："病痰饮者，当以温药和之。"现在的肥胖大多是根于脾肾阳虚体质的。我姐夫吃了3次控涎丹瘦了十斤，你们某师哥吃完一粒控涎丹后跟我说没感觉，我说你再等等吧，结果好家伙，本来上午三四节得上《金匮》课的，我这前脚刚走，后边就来消息说在厕所里拉的提不起裤子了，折腾了一上午，整个人瘦了五六斤。

● 痿证切入何所从，伤寒条文试看起

160.伤寒吐下后，发汗，虚烦，脉甚微，八九日心下痞硬，胁下痛，气上冲咽喉，眩冒，经脉动惕者，久而成痿。

这一条的学习大家要参看第67条。在67条中讲到过"发汗则动经，身为振振摇"，和这一条放到一起研究，你就会发现仲景治疗痿证的切入点。

"心下痞硬，胁下痛"，这有可能是少阳区块的问题，到底是病理产物积聚还是功能性障碍，我们往下看。"气上冲咽喉"，给人感觉是桂枝汤证的气上冲，抑或苓桂剂和桂枝加桂汤的太阳寒水经气不利，出现了津液代谢紊乱，应该属于表证的范畴。"眩冒"可能是少阳枢机不利引起的，也有可能是"气上冲"导致的。再结合前面的"虚烦"，说明患者可能伴有虚性亢奋，水电解质代谢紊乱和阳虚导致的交感－肾上腺髓质系统兴奋都可以引起中枢神经系统的

虚性亢奋，患者会表现出烦躁不安的证象。再结合"脉甚微"，我们考虑患者可能已经并入了阴性体征。"经脉动惕"就是67条的"发汗则动经，身为振振摇"，阳气者柔则养筋，发汗导致膻中之阳虚损，同时激动素体水饮，随之伴随的就是阳虚水泛，上扰清窍即可出现"虚烦""眩冒"和"气上冲咽喉"，失于温煦卫外即可导致阴邪泛滥体表，相继会伴随有"经脉动惕，久而成痿"的发生，这就类似于现在的脑卒中后遗症，阴邪结于半表半里则易出现"心下痞硬，胁下痛"。综合以上分析，应该是一个少阳区块阴邪泛滥兼有太阳寒水之经经气不利和少阴阳虚的问题，再结合具体方证、药证，就可以完善出一张比较中肯的处方。

《金匮》里也有一个类似的条文，谈的是古今录验续命汤：

治中风痱，身体不能自收，口不能言，冒昧不知痛处，或拘急不得转侧。并治但伏不得卧，咳逆上气，面目浮肿。

麻黄　桂枝《千金》《局方》俱作桂心　当归　人参　石膏　干姜　甘草炙　各三两　川芎一两　杏仁四十枚

"身体不能自收，口不能言，冒昧不知痛处，或拘急不得转侧"，类似于全身性神经肌肉麻痹，我姥爷最后就是这个表现，一模一样，实际上都是太阳寒水之经经气不利的问题。"但伏不得卧，咳逆上气，面目浮肿"，强调的是肺卫不足，水道不利，阴邪又会内犯于肺，外侵肌表。还记得之前讲过的通脑方吗？麻黄、桂枝、细辛、川芎、甘草，就是从这个方子里衍生来的。这里面麻桂是核心，一温心阳，二宣肺卫，肺卫根于心阳，这个要明白，杏仁就是它们之间联系的转出通道，这样太阳经气的"开阖枢"就有了最基本的保障。

这里要注意一下"桂枝－人参－甘草"的配伍法式，它可以在不拔动肾中真元的前提下起到类似于黄芪固表的作用，有一定补的性质，说明充分考虑到了患者长期经脉失于濡养的状态，为上述"开阖枢"的过程提供物质基础，从而实现"阳化气，阴成形"的效果。当归、川芎是强壮性活血化瘀药，适用于虚性体质状态下的瘀血指征。考虑到阴邪泛滥久而郁遏腠理三焦，进而会导致出现郁热之象，因为病位在表，并未涉及里的问题，所以选用了偏解气分郁热（三焦水道外层）的石膏，《金匮》里的越婢汤和木防己汤选用石膏也是这个道理，用药的病理次第一定要"门当户对"，如果热重的话还可以配上知母。干姜在这里用来亢奋脾阳，脾阳一复，人体的升降出入就有了枢纽，有了动力，同时配伍甘草，可以屏蔽麻桂合用升腾发散津液的力道，化解表为温通。李可老先生非常推崇此方，他自己的中风就是用这张方子给治好的。

　　一旦把握住了仲景治疗痿证的特色用药法式，如果再配合上石学敏的醒脑开窍针刺法，那就更好了。要注意，这类疾病在今后的社会里只会更多，现代的生活方式已经在暗示这种疾病的发展进程。你想想一个人一整天除了吃和睡就趴在电脑跟前通宵达旦地玩游戏，乍一看，跟这条里的"中风痱"差不多。

● "风湿相抟"不简单，处处疑难面面观

174.伤寒八九日，风湿相抟，身体疼烦，不能自转侧，不呕不渴，脉浮虚而涩者，桂枝附子汤主之。若其人大便硬，一云脐下心下硬。小便自利者，去桂加白术汤主之。

桂枝附子汤方

桂枝四两，去皮　附子三枚，炮，去皮，破　生姜三两，切　大枣十二枚，擘　甘草二两，炙

上五味，以水六升，煮取二升，去滓，分温三服。

去桂加白术汤方

附子三枚，炮，去皮，破　白术四两　生姜三两，切　甘草二两，炙　大枣十二枚，擘

上五味，以水六升，煮取二升，去滓，分温三服。初一服，其人身如痹，半日许复服之，三服都尽，其人如冒状，勿怪。此以附

子、术，并走皮内，逐水气未得除，故使之耳，法当加桂四两。此本一方二法：以大便硬，小便自利，去桂也；以大便不硬，小便不利，当加桂。附子三枚恐多也，虚弱家及产妇，宜减服之。

这里的桂枝附子汤、去桂加白术汤、甘草附子汤都是从《金匮》湿病篇里移过来的，都是成方年代比较靠后的，对于我们学习阴性表证也有一定的参考价值。《金匮》里讲是湿痹，总体治法不外乎"发其汗，但微微似欲汗出"和"但当利其小便"。

我们具体来看条文。"风湿相搏"论述的是诸如类风湿关节炎、痛风、马尾神经炎、关节滑膜炎、股骨头坏死、结节性红斑、关节型银屑病、腱鞘炎这些常兼有阴性表证的疾病。"烦"这里是"甚"的意思，"身体疼烦"就是身体疼得厉害，疼得厉害了以至于身体"不能自转侧"。"不呕，不渴"在干姜附子汤的条文里也出现过，这里是想强调患者没有出现四逆汤那种阴性体质并伴有大量津血亡失的状态，所以用的是炮附而不是生附，用的是生姜而不是干姜。仅仅是单纯的太阴风湿表证，所以"脉浮虚而涩"，这里的脉涩并非主血少，主的是在表之邪盛正衰，有时亦会兼有数脉，这里的数不主热，也不主阴虚，而是暗示了阳气来复与体表之邪相搏交争的一种趋势，也就是出现了打破病理稳态所伴随的"acute inflammation"，亦不当作病态观，患者常见为《金匮》的桂枝芍药知母汤证（诸肢节疼痛，身体尪羸，脚肿如脱，头眩短气，温温欲吐，桂枝芍药知母汤主之。桂枝四两　芍药三两　甘草二两　麻黄二两　生姜五两　白术五两　知母四两　防风四两　附子二枚，炮）。

继续往下看方子。桂枝附子汤其实就是 22 条桂枝去芍药加附子汤更加桂一两、炮附子两枚，说明其心部于表之卫阳虚损程度较常规桂枝去芍药汤类方重，患者自身的免疫功能也处于比较被动的状态，阳气无法"因而上"，自然也无力"卫外"。20条讲的是桂枝加附子汤，桂枝汤的基础上加了炮附子一枚，隶属于桂枝汤类方。两张方子就差了一个字，但根本病机是完全不同的。通过对比，我觉得有必要去重新思考一下芍药的作用机制。什么机制？就是芍药在诸多疾病转归中所扮演的特殊而又微妙的角色。实际上，桂枝、芍药的部分关系是嵌套于芍药－附子法中的，这也就可以从桂枝、附子的特殊作用靶向与共性上去做考虑分析，从而可以推出芍药在其中所扮演的重要角色。从桂枝、芍药、麻黄之间特殊的配伍关系到芍药与人体应激的关系再到芍药－附子法的具体应用，在此之前我都已经给大家详细分析过，这最后的一步，我留给大家自行完成，真真正正地去体会《康治本》频繁运用芍药背后的奥秘。《伤寒论》中处处都埋有相关的暗线索，但仲景却一直未具体点明指出，这似乎更像是一个伏笔，看破但不说破，颇有点儿禅宗的味道，一旦你真正明白了，也就没有什么可说的了。

继续往下看。"若其人大便硬，小便自利者，去桂加白术汤主之"，这条我认为有些问题。没有桂枝整张方子就失去了中坚力量，白术失去了桂枝也就没有了气化太阳寒水的作用，附子也失去了逐寒通阳的得力干将，这就失去了治疗阴性表证的意义，不像是仲景的手笔。"大便硬"背后的病机很多，少阳枢机不利、阳虚水饮、表不解似里实等都有可能出现。"小便自利"，在《康平本》里印作"小便不利"，不管怎样，小便不利是有双重导向性的，这并不是一个特异性指征，我们也可以将其投射到患者汗出正常与否的问题上来。

硬着头皮讲下去，《宋本》里的"小便自利"是在暗示阴湿偏于里，说明不在表了，而是成了太阴里证，所以把走表的桂枝去了，加了燥散中焦阴湿的白术。这其实是一种割裂的思想，片面地认为治疗"湿痹"可以发汗，也可以利小便，但严格来讲，都是一条路线，具体从何而解，但看人体之造化，总归是人体态势成全药势，而不能反过来作为。患者的"风湿相抟，身体疼烦"就是太阴风湿表证，六经皆有表证！桂枝根本就没有去的理由。

从这里就可以明显看出后世对仲景的误读，误以为太阴病就是里证，没有表证，所以就顺理成章地认为麻黄附子细辛汤证是单纯的太阳、少阴两感，在临床上这种说法其实是有隐患的。实际上，麻附细辛汤证仅仅是一个单纯的少阴表证，与真正的里虚证关系不大。如果给一个真正伴有太阳表证和少阴里证的人用了麻黄附子细辛汤，是会引起误治的。姚梅龄先生曾经自述其母亲就是这样被误治而亡的。所以《伤寒论》一定要小心研究玩味，务必要做到严谨与灵活的统一，这就像是走钢丝一样，稍不留神，就会"阴沟里翻船"。

回过头来，我们再看看后面的调服法。"其人身如痹、其人如冒状"，这是服用附子剂后特殊的瞑眩反应。内藤希哲亦曾有云："凡方中有附子者，病人一二服后，周身如痹，精神昏冒如绝，甚则烦闷、躁扰、乱言、昏晕者，往往有之，必勿惊。此附子入腹中，与病邪相争故也。连服而药气胜，则其证止矣。凡欲用附子者，宜先预告病家，用乌头、天雄亦然，不可不知也。"

175. 风湿相抟，骨节疼烦，掣痛不得屈伸，近之则痛剧，汗出短气，小便不利，恶风不欲去衣，或身微肿者，甘草附子汤主之。

甘草附子汤方

甘草二两，炙　附子二枚，炮，去皮，破　白术二两　桂枝四两，去皮

上四味，以水六升，煮取三升，去滓，温服一升，日三服。初服得微汗则解，能食，汗止复烦者，将服五合，恐一升多者，宜服六七合为始。

"骨节疼烦，掣痛不得屈伸，近之则痛剧"与前面讲的一样。"汗出短气，小便不利"，这里就要注意，汗出与小便都出现了异常，会不会是太阳寒水之经水湿停聚代谢出现障碍导致的呢？下面的"或身微肿"进一步回扣了这个问题。"恶风不欲去衣"，暗示了患者伴有表证的状态，从方中的附子来看，应该是阴性表证。

往下看方子。我感觉桂枝附子汤加白术是甘草附子汤的升级版，加上姜、枣总归是好的。实际上桂枝附子汤和甘草附子汤都不是特别完美，桂枝附子汤缺了白术，利表湿的力量就小了；甘草附子汤没有生姜、大枣，药物之间黏合加强的作用就小了，气血搏击于外的内原动力也少了。胡希恕先生将其改造成了桂枝汤加茯苓、白术、附子，据说是当年东直门医院的协定处方。应该说，附子在这几张方子里的作用是最为重要的，姜春华就曾经指出，关键在于附子，不用则无效。何绍奇也认为，附子用量不足亦不效。现代医学研究表明，大剂量附子可以抑制免疫应答，促进自身免疫病活化的禁忌细胞株凋亡。对于肿瘤患者，大剂量附子又具有升高白细胞、促进免疫功能和造血功能的作用。可见附子量效的双重导向性从根本上取决于患者自身的病理稳态基础。

● 阳明病本质探微

今天开始讲阳明病。什么是阳明病？谈谈我的理解。仲景对于阳明病最本质的阐述其实是在强调"度"的问题。少阳和阳明病势深浅不同，它们可以总揽所有实性热性病，包含了人体在疾病斗争中所做出的剧烈的应激过程。说它剧烈，是因为它超出了人体正常态下的生理耐受度，机体对于疾病的反应太过，患者给人的感觉好像浑身都是火。少阳病和阳明病本质上的区别是比较模糊的，而在这部《伤寒论》里，一旦我们抛却单纯的"外感急性病"的疆界把它用到临床上去，少阳病的意义与范围那可就大了。而由此我个人认为最正本清源的阳明病其实就是少阳病实象、热象的加重化，少阳病机体反应态势尚且轻微，相对于阳明病病程处于亚急性阶段。所以阳明病也就不单单是"阳明腑实""胃家实"那么简单了。

临床上亦是如此。我们经常会用到柴胡剂与大黄、石膏、黄连剂的合方，所以少阳、阳明二病临床上也经常兼见。大家也不要以为阳明篇处处可见大黄、芒硝就误解阳明病为单纯腑实、大便不通的问题。所谓的"腑实"并不是它的本质，阳明病的本质类似于全身弥漫性中毒。阳明病末期会引起肠黏膜因为缺血缺氧而出现结构的损伤，导致屏障功能下降，肠道菌群毒素随之被吸收入血（当然还有外源性微生物及毒素的感染直接入血），出现内毒素血症，进而引起炎症反应，相继会伴随有微循环瘀血状态的发生，甚至会并发 DIC（弥散性血管内凝血），出现微循环障碍，进而导致组织细胞损伤和多器官功能障碍或衰竭。此即《内经》所谓"肠胃之络伤，则血溢于肠外，肠外有寒汁沫与血相抟，则合并凝聚不得散而积成矣"。

所以，在诸如休克等急危症发生的过程中，肠道是一个很重要的中枢环节，它相当于起到了一个发动机的作用，会加重疾病的发生。现代医学研究也发现，肠道不仅仅是一个消化和吸收的器官，同时还具有重要的代谢、内分泌和免疫功能，而且是人体非特异性抗感染防御系统中的重要组分，还是调控机体应激反应、生成炎症介质的重要器官。肠道也是机体最大的细菌和内毒素储存库，是重要的隐匿性感染源，在一定条件下可以激发细胞因子和其他炎症介质的连锁反应，引起全身各个器官的损害。因此现代医学已经把胃肠道看作是多系统器官功能衰竭的始动器官，主要因为人体中肠道的毒素最多，一旦吸收入血后会相继损伤多种脏器，加重感染与衰竭的发生。所以，对于许多急危症的治疗，如何维持肠道的功能正常，如何减少毒素的吸收，是一个非常重要的环节。如果这个问题能被很好地解决的话，那患者的死亡率将会大大降低。

由此看来，阳明腑实仅仅是连锁反应中的冰山一角。大黄的作用就像之前在桃仁承气汤讲的那样，不仅仅是用来通便的。大黄主清血毒宿积，去菀陈莝才是它的"体"，至于它的"用"，可以说是数不胜数。如此看来，临床上即使患者没有便秘的表现，但如果患者体内素有毒邪病菌，也有用大黄的机会，比如之前讲过的"心下痞，按之濡，其脉关上浮"的大黄黄连泻心汤。

那仲景的阳明病就是我刚刚说的那样，是脱离《素问·热论》与脏腑经络的一次革新，也是仲景在暗示的症候群思想。至于《伤寒论》超凡脱俗于《内经》六经的变革过程与时代背景大家课后可以参阅内藤希哲所著《医经解惑论·上部·伤寒杂病论原始》，这里就不给大家扩展了。因为理解上的盲区与偏差，《伤寒论》经过后世人为的篡改与重修，一错再错地加了许多敷衍旧论的条文，阳明病篇的主干全被拆分和碎片化了。

所以为什么我说阳明病好学？因为它是少阳病的延伸。为什么又不好讲？因为后世把它改得乱七八糟，鱼龙混杂。我想我们大可一笔带过，不做深究。为了与后世为阳明病所下定义做区分，我暂且称仲景的阳明病为"狭义阳明"。

● 瞧你一肚子坏主意，
莫非是得了太阴病

　　一谈起太阴，我们首先会想到人体的消化系统，至于太阴肺的问题，我们要从整体考虑。因为太阴肺与太阴脾在太阴病中是互为表里的，外寒、内寒皆可作祟。《灵枢·经脉》中也明确指出手太阴肺经起于中焦，由此也可以看出，肺与脾的关系异常密切。而在太阴病里，太阴脾是本，太阴肺为标，所以太阴体质的人也多见有肺气虚的表现，风一吹就感冒，说话时间一长就浑身发软无力。太阴肺病多从脾论治，由此也引申出了后世"培土以生金"的经典用药法式，这在临床上非常实用。

　　安增亮老师之前在论述妇科与中医三焦的辩证关系时，捎带讨论过消化道与三焦的问题，我受此启发很大。从现代医学对于消化系统的研究来看，整个消化道有着自主的节律性、兴奋性以及很大的伸展性和活动性。进入消化道的血液约占心输出量的三分之一。

而且消化系统有着大量的腺体组织，除了正常的饮水外，仅这些腺体每天所分泌的液体量就有 6 ～ 8L，其中绝大多数被消化道重新吸收入血，从粪便排出的液体量仅为 100mL 左右。如此大量的液体在消化道内外进出，与之相伴随的静脉、淋巴回流，以及管腔规律性的伸缩蠕动，必然对包括"三焦"在内的整个胸部、腹部、盆腔产生巨大的影响。中医历来重视水的代谢，因而提出了气化学说的理论与模型，认为水的气化是身体的动力来源，同时在气机上提出"脾升胃降"的生理模型。"胃降"类似于消化和排出，"脾升"类似于吸收和循环，所以阳明病类似于人体内毒素的代谢受阻和障碍，太阴病更类似于人体的吸收、循环的功能性衰退。所以"脾升胃降"失常表现的无非是太阴虚寒和阳明淤堵，也就是《素问·太阴阳明论》中所谓的"阳道实，阴道虚"。脾胃是全身气机升降的枢纽，这些理论都与消化道的正常功能密切相关，是消化道功能的不同表现形式。

因此，生命有序状态的维持，靠的是能够摄取有序程度高的食物和水，这点依赖于太阴的生、运、化、动，还要能排出有序程度低的废物，所以阳明病那么注重肠道的通畅，因为阳明是人体排除高熵（熵指混乱程度，混乱度高或者有序程度低叫高熵，反之叫低熵）的主要通道。另外，中医临床多将代谢障碍性疾病归属于下焦问题，认为下焦病情多表现为气、血、水的循环障碍。这一认识现在来看，与腹、盆部丰富的淋巴、静脉循环相关，亦与盘绕在腹腔 8 米多的大、小肠其正常伸缩、蠕动、吸收、转运密切相关。

之前讲过，阴性体质的鉴别方式有很多。比如太阴病的人临床上多见有噩梦不断，有的人甚至会出现"鬼压床"的现象，诊断上也多为神经官能症，这些可能都与太阴病土德不足有关。因为太阴与 Yoga 中的太阳神经丛极为类似，这个区块能量不足的人容易出现精神上的暗能量。孔乐凯老师也认为，中药药理作用以四气五味为指导，是对消化道感受器的信号刺激，引发神经系统反射性的改变，也就是中医对"气"的状态调节，从而治疗全身各系统疾病问题。对于消化道神经系统的研究发现，从食管到肛管的消化管内壁含有大量的神经元，人体内估计可达 8 亿～10 亿。由于肠黏膜广布神经网络结构，故又被称为"肠脑"或"第二大脑"。肠道内在的神经系统具有复杂多样的化学递质和调质，中枢神经系统中几乎所有的递质和调质都存在于肠神经系统，这表明胃肠道活动与中枢神经系统之间存在着密切的双向互动联系。《灵枢·动输》里强调过："胃气上注于肺，其悍气上冲头者，循咽，上走空窍，循眼系，入络脑。"这也进一步证实了"一肚子坏主意""脾主思"的科学性。所以经常不大便的人大多都有一些"诡异"，比如自言自语、心机很重、愁闷不乐等。

如果把小肠壁的皱褶、绒毛展开，小肠壁的表面积有 200 多平方米，差不多是体表皮肤的 100 倍。研究发现，肠道如此巨大的面积不仅仅是为了消化吸收，也是人体最大的感受器官，可以作为信号的接收器。与眼睛、耳朵、皮肤等感受信息抵达主观意识层不同，肠道的感受是感知身体内部世界，运行在潜意识层面。肠道感受到的信号抵达大脑多个区域，这些区域负责自我感知、恐惧、道德感、感情处理等。研究提示，压力、抑郁等情绪更容易刺激肠道，同样，肠道也会影响我们对于紧张、压力的耐受程度。动物实验提示，肠道可以影响动物的行为模式，国外有刺激肠道迷走神经的方式来治疗抑郁症的疗法。所以，对于胃肠道的刺激影响能够反射性地引发中枢神经的状态改变，打破应激后的神经功能支持状态，治疗生殖、内分泌、消化、神经等诸多系统的疾病。

另外，现代医学也认为，肠道是人体最大的免疫器官，人体有70％以上的免疫细胞位于肠黏膜内。因此，脾胃虚弱或功能失调，会引起人体免疫系统的改变，引起免疫自身稳态失调，对机体自身组织或器官产生非常态的免疫应答进而导致疾病的发生。所以大家要注意，自身免疫性疾病与太阴病的关系非同小可，之前我还纳闷儿："怎么现在这么多得自身免疫病的？"再看看现在年轻人的脾胃，都已经被"蹂躏"得不像样了，不仅得的病很奇怪，脑子里也乱七八糟。

● 赋予了现代临床医学
前沿性和颠覆性的少阴病

少阴病的地位很特殊，从整个地球和人类的进化史来看，我们现在应该是处于少阳与少阴交界过渡的时期，整个地球或人类社会的演进的确已经到达中年，甚至是中晚年的阶段，如果少阳占三成，那么少阴就占了七成。大家也可以发现，我们的整个社会变迁已经逐渐由阳转阴，形象崇拜、物质生活追求、个人至上主义、精神世界的极度混乱，这些都是一派阴盛而阳衰的表现。而作为大学生的我们，也应该会发现，我们这一代的年轻人自私的有点儿嚣张，悄悄环顾一下四周，活得都很阴阳颠倒啊。一副副"脉微细、寤寐反常"的面具壳子，夹杂着诡异而又狭隘的灵魂，走在大街上，连鬼都怕你啊！曾经有人问过我，说你会看什么病？我跟他讲，我会看别人不敢看的病。什么病？就是三阴病，三阳病你找医院就行了。

少阴病的原始本质就是伏邪托透的枢机，也是促阴证化阳证最关键的时期，所以在三阴病中唯其篇幅最大。我们也可以这样理解，少阴病可以是普通慢性病转为阴性危重症与沉疴痼疾的过渡期，后世出于对称化、系统化和为了便于理解，将其假托为阴性表证，同样也可以。基于少阴病的特质，我们可以及早在少阴枢机上做干预治疗与截断以防止患者内陷厥阴和太阴，这就类似于西医所讲的癌前病变（precancerous lesion），诸如乳腺纤维囊性病、慢性消化系统溃疡、乙肝等，这些都可以考虑去从少阴论治。倘若患者年龄小、病程短、体质还可以的话，亦可以出现在少阳病中，在少阳尽早地截断可以防止疾病内传少阴的趋势。

举一个例子：系统性自身免疫病，包括红斑狼疮、硬皮病、类风湿、干燥综合征、炎性肌病等，仔细观察下我们发现，这些疾病初期其实大都是少阴表证，有一部分还会兼带有少阳表证的出现，表的问题并不简单，时间一长会牵扯到内在脏腑的病变，这就类似于内陷太阴、厥阴。表里并病是自身免疫病的必然结果，究其本质，当责人体少阴治于里之真阳亏虚，进而导致少阴部于表之"开阖枢"失司，引起阴邪内陷。

免疫细胞中的 T 淋巴细胞成熟于"心系"，即西医所谓的胸腺——一个位于胸部正中、心脏上方的功能组织，这是少阴心部于表的功能基础，即所谓的细胞免疫的"后援会"。免疫 B 细胞则成熟于骨髓，得肾精之濡养，这是少阴肾治于里的功能基础，负责抗体的产生与介导体液免疫应答。T 细胞和 B 细胞都来源于造血干细胞，这种生命的原始物质与中医里讲的"真阳元气"有着深刻的交集。当胸腺功能紊乱或功能降低时，B 细胞因失去 T 细胞的控制而功能亢进，就可能产生大量自身抗体，并引起各种自身免疫病。同样，在某些情况下，B 细胞也可控制或增强 T 细胞的功能。由此可见，身体中各类免疫反应，不论是细胞免疫还是体液免疫，共同构成了一个极为精细、复杂而完善的防卫体系。我们中医整体辨证论治的优势也于此彰显无遗。所以我经常这样讲，少阴病赋予了现代临床医学前沿性和颠覆性，它的延展力是无穷大的。

肝阴耗竭，肾阳离绝
——生死关头的厥阴病

　　那什么是厥阴病？它可以类比为脏器发生癌变的终末期，已经病入膏肓了。说到癌变，我想接着谈谈肿瘤的问题。什么是良性肿瘤？我认为就是一堆寒湿、瘀血、水毒的复合物。什么是恶性肿瘤？呈不可阻挡的阴实化火之象，其衍生的后动力就是癌细胞扩散。而太阴病则更偏重于胃气衰败的脏器癌变，较之厥阴病是比较轻的，早期发现与及时治疗还是可以逆转的。而厥阴病就像肝癌并发肝腹水与黄疸一样，生存率极低。

　　所以治疗厥阴慢性病是比较复杂的，不仅在于用药，还有患者自身的中药耐受性和疾病的无常性。有时候我就感觉，生死的关口在厥阴病里往往显得很窄很窄，真正把握起来难免力不从心，临床的受挫感也很强。有一些患者经过治疗，症状确实是缓解甚至消失了，遇到外感、劳累也不会复发。但可怕的是，实际上病情可能还在缓慢进展，病变的脏腑还在缓慢地纤维化、硬化。这种情况真的很可怕，因为很多患者，包括医生，复查后都以为治愈了，就不再继续治疗，很多年后就会发现多处脏器的衰竭，但是已经错过治疗机会了。

这又是为什么？之前在《伤寒论》总论里讲过"瞑眩反应"的作用机制以及"血海"之为病的特殊性，多数的厥阴慢性病已经出现了毒邪泛滥成巢的局面，如果伏邪的问题没有彻底解决，那么症状的缓解只是通过药物表面上抑制或掩盖了正邪交争所引起的症状反应，实则却是一种"欲盖弥彰"的表现。实际上机体的自身免疫反应还在继续，脏器的进行性病变并没有完全停止，时间长了，就会突发不可逆的全身功能衰竭，就会导致仲景所说的"死，不治"。

326.厥阴之为病，消渴，气上撞心，心中疼热，饥而不欲食，食则吐蛔。下之，利不止。

"消渴，气上撞心，心中疼热"，暗示了有里热作祟；"饥而不欲食"之前讲过，可能性比较多，当然也不能排除有瘀血、水毒作祟；"食则吐蛔"在《康平本》和《康治本》里刻的都是"食则吐"，我们也认为这里的"蛔"当为后人所注，这大概是受了下文乌梅丸的影响。以上的表现给我们一种邪热炽盛的感觉，这得之于厥阴与少阳互为标本的关系，由此厥阴病也可以出现少阳病的连带属性。但我们再看下文，"下之，利不止"，这就有点儿不对头了，这应该是太阴病的特质啊？！我们可能会由此认为"下之，利不止"可能是后人的衍文，这种情况在之前的条文讲解中也比较常见，但细考《康平本》和《康治本》后，我们发现其实并非衍文。

综上，仲景通过提纲证的整体叙述，实际上是想告诉你一种新的证型——厥阴病。由此我们也可以看出厥阴病的一些特质——本为至阴，系于太阴，标见少阳，本身是一种阴阳否格的表现，阴阳各失其守，呈逆乱离绝之象，应该说已经到底了，就像杨绛奶奶所写的书名一样——《走到人生边上》，再往下人就死了。临床上我们也曾经系统观察过，80岁以后的老人很大一部分都会伴有明显的口干发黏，有的甚至早晨起来连话都说不利索，这些人大多脸上水斑很明显，舌下舌侧瘀络瘀点较重，脉象大多偏滑偏紧，体内寒象和热象错杂，更奇怪的是睡得越来越晚，起得越来越早，有的甚至昼夜不寐。这些实际上都在暗示老人已经步入了生命的最后一个能量级——厥阴。

学生：师哥，如果从脏腑辨证的角度考虑，厥阴病的本质是什么？

耕铭：肝阴耗竭，肾阳离绝。

339. 伤寒热少微厥，指头寒，嘿嘿不欲食，烦躁，数日小便利，色白者，此热除也，欲得食，其病为愈。若厥而呕，胸胁烦满者，其后必便血。

厥阴病篇中有许多"便血"的条文，排除一部分正气来复、邪热外逼的向愈之象，剩下的都是经久不愈、伏邪潜伏较深的痼疾。消化系统可以集中表现为克罗恩病、溃疡性结肠炎和暴发型肝炎，包括诸多恶性肿瘤等所并发的DIC（弥散性血管内凝血）等。针对偏于消化道区块的克罗恩病、溃疡性结肠炎，西医目前尚无有效的长期预防或治疗的方法，患者常表现为腹痛、腹泻、腹块、瘘管形成和肠梗阻，可伴有发热、贫血、营养障碍及关节、皮肤、眼、口腔黏膜、肝脏等肠外损害，可以反复发作，迁延不愈，患者的痛苦超乎想象，每天腹泻可达二三十次，甚者不得不做全切手术，后半生仅靠胃肠外营养（这与系统性硬化累及到消化道的患者结局一样），并且不能排除有进一步癌变的倾向。淋巴瘤等恶性肿瘤晚期亦会导致全身性的大出血，患者大多因抢救无效而死亡。针对偏于消化腺的重型病毒性肝炎，由于短期内大量的肝细胞溶解坏死，患者的凝血因子合成出现障碍而出现明显的消化道出血倾向，同时胆红素大量入血而出现严重的黄疸，肝衰竭本身也会引起肝性脑病和急性肾衰竭。这种病起病急，病变发展极为迅速，死亡率极高，预后极差，几乎没有治愈的可能性。

气有余便是"阴火"
——"阳气烦劳则张"的生理本质

Sunshine：

在师哥的推荐下，我把姚老（即姚梅龄老师，下同）的讲课视频都仔细地看了一遍，发现他对于扶阳的态度与师哥是相对立的。姚老曾说："现代经济发展模式与快速的生活方式，人竭其才，鼓吹英雄，用一句时髦话来讲就是天天在挑战和突破人类的极限。但挑战极限的结果就是人体潜能在不断地耗竭，体内元阴元阳不断地被调动出来，游行于五脏六腑、四肢百骸，久而久之，便会形成一种惯性，这种惯性主要表现在日常的饮食也愈助阳，人体阳气的优势越来越明显，即'烦劳则张'。'气有余便是火'，阳气的优势越大，体内聚集的火邪就越盛。有的人可以勉强自我调节，一旦突破了'阴平阳秘，精神乃治'这种人体的自稳系统，即可失去'承乃制'的作用，便有如'火山爆发'，想依靠人体自身的阴来拮抗已经是不可能的了。因此我们必须懂得'取舍'，要舍去那些会使我们'烦劳'不已的贪欲，才能'阳秘乃治'。"也就是说，姚老认为阳气多了才是我们现代人得病的根本原因。在听课的过程中，我也发现姚老尤为喜爱运用龟鹿二仙胶等填补元阴、元阳的血肉有情之品，认为填精才是固本之法，这与师哥的阳气立本论以及之前讲过的补药观点似乎截然相反。

耕铭：

好，我们仔细分析一下。姚老实际上在阴阳的描述上出现了一些概念混淆，这或许是受朱丹溪的影响，将阳气代指为阳精，即阳气发挥功能所依附的物质基础。什么是阳气？就是人体的生命原力。什么是阳精？类似于脂质代谢系统和脂膜结构的物质基础，也就是姚老比较喜欢的填精之法。换句话说，现代人的血脂太高了，即朱丹溪所谓的"气有余便是火"。究其根本原因，还是阳不化气，相对于阳气而言之阴（即所谓阳精）自然无法实现正常的代谢，时间一长，就变成了废物。而这些废物又是诸多阴邪理想的"培养基"，如此一来二往下去，总有一天会"火山爆发"，是非蜂起。

而朱丹溪所谓的"火"，放到现在的生活方式病上大多属于"阴火"，并非"实火"。这就好比出去通宵打游戏回来"上火"一样，这种"火"是清不得的，你说用滋阴抑火之法也不妥，要从患者根本的透支真元的生活方式上去考虑。记得有句广告词——怕上火喝王老吉。我在想，什么时候全中国人民都在一边喝凉茶、服六味地黄丸一边熬夜开黑了，我们的大中国也就完了。包括现在的糖尿病，动不动从"阴虚火旺"入手，都会清热养阴，却没一个敢在真阳上做长久打算的。所以针对姚老的观点我认为是欠妥的。

临床上如若一味地填精补髓，初期不易见其弊端，因为属于"重调元气法"，长期大量摄入"阳精"势必会相继调动阳气以运化代偿，这就超出了人体正常的生理需要，初期由于"阳化气，阴成形"的代偿性应激，患者会倍感舒适，长久下去，阳气逐渐失代偿，而过多的"阳精"因无法正常代谢逐渐变为阴实，弊端也就显露出来了。

另外再补充一点，相对于鹿角胶、龟板胶、鱼鳔胶这些血肉有情填精之品，临床中我更喜用蜂王浆，这也是我个人独具特色的用药法式。蜂王浆是一种可供人类直接服用的组分相当复杂的高活性成分的超级营养品，是青壮年蜜蜂食用花粉后分泌的一种乳状物，此乳状物就像哺乳动物的乳汁并且极具营养价值和免疫功能，蜜蜂（工蜂或雄蜂）和蜂王在卵期是一样的，孵化后吃 3 天蜂王浆以后改为吃蜂蜜和花粉的长成蜜蜂，孵化后一直食用蜂王浆的长成蜂王，蜜蜂（工蜂或雄蜂）的寿限在 1 ～ 6 个月，而蜂王因一直食用蜂王浆一般能活 5 ～ 7 年。它兼具"辛甘化阳"和"酸甘化阴"两种性味功效，其保健与治疗效果在医学界也具有权威的科学认证，取材方便，来源绿色环保，相比鹿角胶这些奢侈品性价比更高而无暴利成分。服用方法一般为兑药适温（40℃左右，因蜂王浆不耐高温）服用，也省去了烊化的麻烦。

● 服完温阳药后反而更怕冷
——扶阳会"壮火食气"吗

若安：

好多人也许都经历过这种情况，有的人明明辨的是阳虚，结果服完温阳药后反而变得更加怕冷，这是怎么回事儿？

耕铭：

按照传统的观点来看，这种情况属于"壮火食气"，许多人也因此而畏惧扶阳，不敢扶阳。我个人是持辩证态度的，大部分人或许对于附子的把握还是缺点儿准绳的。

先说一下常见的四种原因：

第一种，就是医嘱没有落实好。比如一般情况下扶阳药要热服，不能凉服，只有在明显的阴盛格阳的情况下，比如白通加猪胆汁汤，才可以凉服。另外就是忌口，比如生冷水果、冷饮这些东西一定要忌，半点儿都不能沾。再就是喝完药后患者不顾身体的大作为而无休止地熬夜、劳碌、性事等，这就会暗耗真阳，出现"壮火食气"的后果。

第二种，就是常见的瞑眩反应。就举一个针灸的例子，对于平素阴寒很重的人，针灸后可能会出现局部冒冷气的情况，这是寒邪外排的现象，应该是一过性的反应，持续时间不长。内藤希哲在《医经解惑论》里也提到过："凡肾中虚寒者，元阳浮散于外，必见大热证，此为假热。如此者，宜用大剂四逆加人参汤，用之而大热罢，身冷，四肢厥逆，甚者二便遗失，此肾温元阳归内，死阴浮于外也，最为佳兆。但宜务服四逆以助其阳，阳盛则死阴尽退，身乃温暖。若阴阳否格绵延不愈，宜间服乌梅丸，必愈。此与前所谓假寒得热益甚者相似，而其本大异，误用寒药则死，慎之。"

第三种，就是药物本身的问题。附子炮制不当而引起的胆巴中毒，这是我们一定要避免的。在大医院可能没这个条件，而如果是在自己的诊所，务必要保证药源纯正安全，鉴别附片质量与真假的专业知识要落实，并有必要去实地考察与采购。俗话说"外行看热闹，内行看门道"，就是这个意思。仲景时代的炮附子就是现在的生附片，也就是把鲜附子给烘干了，而用的生附子其实就是鲜附子（河南方言中"鲜"作"生"）。按理说，鲜附子的效果是最好的，偏性也最大，但不易保存，很容易腐烂。所以，我现在临床上用的大多是生附片。

第四种，也是最重要的，现在的中医界流行一种"惯病"，单纯一味地扶阳，却忽视了患者自身阴阳两虚的状态，这本于阴阳的互根互用，《伤寒论》里的代表方剂就是芍药甘草附子汤，法度很重要。方中芍药翕收真阴，附子升腾真阳，可以说是阴阳共济。这就类似于天平效应，如果单纯扶阳的话，自然会导致人体失衡。宋本《伤寒论》68条有云："发汗，病不解，反恶寒者，虚故也，芍药甘草附子汤主之。"（《康治本》为："发汗，若下之后，反恶寒者，虚也，芍药甘草附子汤主之。"）这个"虚"强调的是比桂枝汤之表还虚，但表已解，伴有阴阳两虚的状况，不正当的发汗或下法同时损伤了阳气和津血。再看新加汤，宋本《伤寒论》62条有云："发汗后，身疼痛，脉沉迟者，桂枝加芍药生姜各一两人参三两新加汤主之。"相比芍药甘草附子汤，此方的表是不解的，阴虚得厉害所以又加上了人参，但并未伴有明显的阳虚。

● 忽略表阴阳两虚的后果
——"得之便厥"之问难

耕铭：

所以最后我想考考你，看看你是真懂还是假懂。《伤寒论》29
条里的"得之便厥"是什么意思？

若安：

是本来阳虚的用了桂枝汤发汗后而引起的误治？

耕铭：

看来还是没明白。这个方子并不是误治。《康治本》中记载的
是"反服桂枝汤"，宋本《伤寒论》（以下简称《宋本》）中记载的
是"反与桂枝"，我更倾向于前者。桂枝汤本身是一个强壮方，有
关内容我在之前 29 条的讲解中已经详细论述。按照仲景的文风，
应该写作"服之便厥"，而这里的"得之便厥"的"得"字在古日
本国的《康治本》里应该是"顷"字的误抄，用以形容病情转归之

迅速。当然这里还有一种"不靠谱"的猜测，可能性微乎其微，即考虑到《伤寒论》的成书时间是在公元前 25 年至前 220 年，"顷"字亦归避讳之属，如东汉清河王刘庆（78—107）等，所以第二种可能便是"顷"字被迫改为字形与强调意义上类似的"得"字，这与"玄武汤"被迫改为"真武汤"有相近的地方。

　　根据这条线索，我们又可以给出另一种解释：患者出现了"脉浮、自汗出、微恶寒、脚挛急"的症状，都是表证的范畴，这是毋庸置疑的。同时又伴有"小便数"的表阳虚的症状。之前讲过，泌尿系统是可以归属到表的，表阳虚导致膀胱气化失司，因此可能会出现"小便数"的症状。所以我认为单看第一句应该选用桂枝加附子汤或者桂枝汤与芍药甘草附子汤的合方，津液损耗严重的还得加上人参。"欲攻其表，此误也"在《康治本》中是没有的，我把它当作后人的衍文，因为会对条文的解读起误导作用，暂且将其略过。紧接着出现的"顷之便厥，咽中干，烦躁，吐逆"是因为之前选用桂枝汤而没有充分考虑截断的思想，没有考虑到患者表阳虚和表阴虚兼并的"潜隐性"表达。但这并非桂枝汤的误治，而是仲景处于三阴三阳转折期而没有充分把握好阴阳的结果，从而导致三阳急转三阴，这就是"顷之便厥"的重要意义。条文里的"心烦"是虚性亢奋的状态，但还没有到达茯苓四逆汤的那种"烦躁"的程度。因此这里的"顷之便厥，咽中干、烦躁、吐逆"最好选用茯苓四逆汤。为什么不用芍药甘草附子汤？因为此时患者并非单纯的表阴阳两虚，已经出现了里证，非四逆辈不足以逆流挽舟。

　　纵观《康治本》全文，出现类似的"截断不明、一叶遮目"的远见性失误的情况还真不少，就好比之前讲过的大青龙汤证急转麻杏石甘汤证、桂枝汤证急转白虎加人参汤证等。综合分析之下，我们发现，仲景虽然被尊称为"医圣"，但他还是有短板的。尤其是对于截断的把握，他是经常吃教训的，这也是他一味地追求药物的精简所导致的。而作为后世的中医人，应该从中了悟真机，从诸多宝贵的误治与变证中参透法式，推陈出新。

● 由《康治本》少阴提纲证 反思后世"少阴火化证"

303.少阴病，得之二三日以上，心中烦，不得卧，黄连阿胶汤主之。

黄连阿胶汤方

黄连四两　黄芩二两　芍药二两　鸡子黄二枚　阿胶三两，一云三挺

上五味，以水六升，先煮三物，取二升，去滓，内胶烊尽，小冷，内鸡子黄，搅令相得，温服七合，日三服。

黄连阿胶汤实际上应该是少阳病的方子，而不是后世所谓的"少阴火化证"。少阳病与少阴病在临床上容易混淆，之前在282条也讲过，"欲吐不吐，心烦，但欲寐，自利而渴"不一定就是少阴病，也有可能是少阳病的表现，少阳病也容易出现急转少阴的情况，这就需要大家去仔细考虑少阳、少阴病在临床上的鉴别诊断。

提醒大家一点，少阳、少阴病临床上易兼并出现，我就经常会遇到。而在这一条里，仲景尝试使用了对比鉴别的写法，将黄连阿胶汤的"心中烦，不得卧"与《康治本》中少阴病的"但欲寐"进行强调区分。因为黄连阿胶汤证也会出现典型阴虚状态下的"脉细"，这就又有必要与少阴病的"脉微细"进行强调区分，所以切不可将黄连阿胶汤证当作少阴病来看待。

黄连阿胶汤特别难吃，很多患者都喝不下去，里面的黄连、阿胶、鸡蛋黄就让人够受的。这张方子针对的是典型的阴虚阳亢，黄连、黄芩抗感染，患者可能处于急性期炎症，同时伴有出血的津亏倾向，所以加上了阿胶以止血养阴。通过芍药我们也可以推出患者可能是伴有热利的，里面嵌套了黄芩汤法，患者可能伴有全身的挛急痛和大汗出，现代药理也表明，芍药具有拮抗急性期过度应激状态的作用。

结合之前讲过的102条"心中悸而烦者，小建中汤主之"，我们可以看出芍药有类似于生地的养阴除烦的功效。另外要注意黄芩-芍药的配伍法式，在大柴胡汤、黄芩汤、黄连阿胶汤、柴胡桂枝汤、奔豚汤、当归散、麻黄升麻汤、大黄䗪虫丸里都频繁出现过。《伤寒论》中最常用的清热药无非是石膏、黄芩、黄连这几种，相对于石膏，黄芩、黄连偏于清血分热，耗阴伤血的副作用比较突出，因为没有石膏清润的作用，长时间服用反而会出现反弹，历代医家也认为过服芩连会"反从火化"，因此配伍芍药的主要目的就是抑制其"反从火化"的反弹性，在清血分热的同时兼顾养阴，达到清热不伤阴的作用。

鸡子黄取类比象来看，可以用来润燥养心安神。黄煌教授在焦作经方论坛上曾经讲过，他临床上常用牛奶代替，效果一样蛮好。大家要注意，鸡子黄这里一定要生用，汤液温度适宜后再兑入，打成鸡蛋花就没用了。昨天在看《药证新探》，上面提到黄连可以保护大脑皮层，能够预防老年痴呆，还能够减轻大脑皮层的亢奋，可以供大家参考。

● 六经皆有表证：吾将上下而求索

李玉米儿：

问个问题，你如何看待姚老的"六经皆有表证，甚至是十二经皆有表证"呢？

耕铭：

实际上很简单，也可以很复杂。

我认为《伤寒论》到最后其实根本就没有六经的概念，虽然我在讲课和讲稿里反复强调六经辨证，这是为初学者的入门而做的适应性规范。最原始的仲景医学体系其实是没有六经的概念的，所谓的太阳病、阳明病等某脉证并治，包括后来所补充的卫气营血理论，实际上与伏邪的性质一样，都只是抽象出来的一种辅助我们临床上去思考的模型，如果你够聪明，当然也可以直接跳过这些。

陆渊雷曾经主张把三阴都并给少阴，这样太阳表证、少阳半表半里证、阳明里实证和少阴阴性证就构成了人体疾病中最关键的四维。同样，太阳能和剩下的二阳一阴任意合并，这就是姚老所认识到的"六经皆有表证"。为什么他会用尽毕生的心血去不遗余力地强调"六经皆有表证"呢？这就来源于《伤寒论》的麻附细辛汤的"始得之"与麻附甘草汤的"无里证"，这些都在暗示少阴病表证的存在，而姚老的母亲也是因为没有考虑到少阴表证对于少阴里证的屏蔽干扰性而误用麻附细辛汤最终被误治而死。

我记得有位老师曾经说过，现在的中医临床没人敢治三阴病，更不会治三阴病，一辈子全在三阳病上兜圈子，等自己老了得三阴病快不行了，也后悔当初《伤寒论》学得太差了。三阴病在方药的运用上存在很大的思维误区，其中很大一部分是没有意识到三阴表证的存在，因为疾病是有因有果的，是发展变化的，是不断在叠加病理基础的，我的临床上是没有什么病什么证的，全是动态发展变化的过程，昨天的张三、今天的张三、明天的张三，在这里你都得管。

所以，"六经皆有表证"是基于对《伤寒论》本身的反复推敲与临床检验而得来的。它是在发散你的中医思维，强调了临床见地的重要性，只能走得更远更广，不能守着几本破书抱残守缺。学问是用来成就你的"野性"的，而不是让你变得更"听话"的。对于一个有天赋的球员，天空才是他的极限，同样放到中医身上，"科班出身"的实际上最可怕，其可怕之处就在于其浓郁的学究气息早已掩盖了临床的清新自然。

"人体无处不三焦，三焦处处皆表里，生死轮回见中阴"是我经常挂在嘴边的一句话，同样，我也可以说，六经不仅皆有表证，而且六经皆有里证，皆有伤寒，皆有中风，皆有虚证，皆有实证，皆有急性病，皆有慢性病……就看你能不能看透它们。

李玉米儿：

嗯嗯。我有时候也在怀疑姚老用《内经》脏腑经络和后世的五运六气去作为伤寒的基础的确有些脱离《伤寒论》的思维，但他的理论还是很自成体系的。更重要的是，他的着眼点似乎不在《伤寒论》，而是在于医学。我想了想，这可能是人的两种思维任何时期都存在，诸如柏拉图和亚里士多德，经院哲学和教父哲学，理性主义和后现代主义。

耕铭：

我更喜欢把自己比作莫奈的印象主义。

李玉米儿：

推荐一本书——《查拉图斯特拉如是说》，尼采的书一般人看不了，我觉得你和他很像。

● 小议少阴病"急下之"与"急温之"

320. 少阴病，得之二三日，口燥咽干者，急下之，宜大承气汤。

322. 少阴病，六七日，腹胀不大便者，急下之，宜大承气汤。

这两条我们放一块儿讲。后世对它们的争议很大，三阴病竟然还敢用承气汤？临床毕竟是千变万化的，日本汉方泰斗大塚敬节就曾有过"朝用大承气，夕用四逆汤"的病例，火神大家唐步祺也曾有过"因阳不化阴而分别用四逆汤加桂以扶阳，大承气汤以推荡积滞，相间服用，各尽二剂而病减轻，复以十枣汤峻下，附子理中汤健运而痊愈收功"的案例。《道德经》有云："反者道之动。"说明了任何对立矛盾的事物都可以相互转化。

如果诸位看过《加勒比海盗——世界的尽头》的话，对其中的一段镜头应该会记忆尤深——为了拯救被大章鱼吞下去的杰克船长，伊丽莎白、威尔·特纳、女巫等一行人拿到地图并航行到世界的尽头，也就是戴维·琼斯控制的"死界"，如果他们要返回原来的世界，就必须等待日落并倒转航船，当身处的世界翻转的时候，他们会重新航行在原来的世界，也就会迎来日出。这是部脑洞很深的科幻片，是截然不同的两个对立世界的"阴阳否格"与"否极泰来"的极致展现，而放诸临床，许多不可思议的突破都是看似颠倒离奇的。

阳明病燥热炽盛消灼阴液，一旦损及肾阴，就会转化为虚性体质状态下的少阴病；少阴病肾阴枯极，也会燥化、热化出现毒素的富集和无法外排而被反复重吸收，最后就会导致寒热错杂的亦实亦虚之象，《医宗必读》里称其为"大实有赢状，至虚有盛候"，实的是毒邪，虚的是津血与正气，很多癌症晚期患者化疗后都是这种状态。

当然，三阴急下证的鉴别是比较复杂的，单凭上述几个症状还是远远不够的，临床要慎重，务必要观察观察再观察，仔细仔细再仔细，切不可草率逞强行事！

323.少阴病，脉沉者，急温之，宜四逆汤。

四逆汤方

甘草二两，炙　干姜一两半　附子一枚，生用，去皮，破八片

上三味，以水三升，煮取一升二合，去滓，分温再服。强人可大附子一枚，干姜三两。

"脉沉者"实际上是在以脉论证，它背后的含义也绝不仅仅是脉沉这么简单。仲景尤为喜用这种简要的白描叙述手法，因为他不是在写书，而是在口述，有些东西点到即可，有种默认为"你懂得"的感觉。

　　"脉沉"考验的是医生的预见力与判断力，这句话可能是在暗示患者已经处于休克早期，还没有出现"面色苍白、四肢湿冷、血压下降、尿量减少、虚性亢奋"等明显的休克表现；"急温之"则是告诫我们此时应及早干预治疗，否则一旦等到出现明显的休克反应了，致死率就极高了，有的患者还没来得及抢救就已经撒手人寰了。这种情况常见于急腹症宫外孕发生的大出血，患者早期出现的仅仅是腹痛，血压等并没有出现明显下降，休克反应也不典型，医生一般都会考虑常规的内科、外科诊疗流程，丝毫不会意识到此时疾病态势的严峻性，如此耽误下去，随之而来的就是典型休克反应的急剧爆发，那个时候再去急救，根本无力回天。

　　同时"少阴病，脉沉者"应当与《金匮》胸痹篇中的"阳微阴弦"联系在一起看，从中我们或许可以推出仲景对于"旦发夕死，夕发旦死"的真心痛的超早期介入。众所周知，诸如急性心肌梗死、动脉瘤破裂等致死率极高的急性心血管疾病在现代医学中是很难做到早期预防的，斑块的脱落与否、血管的破裂与否不是医生与患者说了算的，吃饭前患者还好好的，饭后患者躺床上就没了……患者出现明显症状（濒死感、冷汗、咽喉放射感、胸闷胸痛、上消化道症状等）后的及时介入是公认的黄金抢救时刻，但囿于时间、空间与患者自身医疗意识的局限性，又有很多是来不及抢救的。

　　实际上早在1800多年前，仲景就早已意识到这种致死率极高的急性病，对此他也明白，这种病存活率的高低与抢救的及时与否有着十分密切的联系。现代中医内科学沿袭了《金匮要略》"阳微阴弦"的思想将胸痹的病机概括为上焦阳气不足、下焦阴寒偏盛的本虚标实之证，而这种病理状态的原始雏形便是这里讲的"少阴病，脉沉者"。我个人认为《金匮要略》中"阳微阴弦"的阴和阳代指的是沉取与浮取，而非课本中解释的尺脉和寸脉，浮取脉势幽微不显、沉取应指而弦可以并为"少阴病，脉沉者"脉证的一部分，整体反映的是阴寒收引凝滞、阳气无法"因而上"以温通经脉，正愈衰、邪愈盛的病理格局。这种病理格局已经为胸痹类证的发生埋下了"定时炸弹"，也是胸痹类证发作的超早期表现，即便患者尚未明显感觉不适，却也可能早已置身于生死关头，此时应在胸痹发生前进行"急温之"的超早期介入治疗，尚有逆流挽舟之希望。方拟四逆汤类方，亦可合用仲景特色活血化瘀法——桂枝配伍桃仁等活血祛瘀药，同时紧扣胸痹病位——少阳之少阳，灵活合用四逆散加减，方可取得西医不可思议之中医疗效。

枳实栀子豉汤之 "劳复"与"火郁发之"

393. 大病差后，劳复者，枳实栀子豉汤主之。

枳实栀子豉汤方

枳实三枚，炙　栀子十四个，擘　豉一升，绵裹

上三味，以清浆水七升，空煮取四升，内枳实、栀子，煮取二升，下豉，更煮五六沸，去滓，温分再服，覆令微似汗。若有宿食者，内大黄如博棋子五六枚，服之愈。

枳实栀子豉汤证就是在栀子豉汤证的基础上出现了气滞、食积所导致的胀痛。条文里的"劳复"指的是疾病初愈后饮食调养不当而出现的病情复发。79 条还有一个栀子厚朴汤，多了厚朴，说明患者腹满胀痛得更厉害，里实严重可另配大黄少许，这与大柴胡汤的配伍是相类似的。

这条我们也可以把它移到 236 条后面看，也就是说，对于茵陈蒿汤证的患者，如果病后没有注意调理将息，饮食不加以节制，"新虚不胜谷气"，导致疾病复发，这个时候就可以选用枳实栀子豉汤，如果里实热比较重的话，再"内大黄如博棋子五六枚"，"服之愈"。结合现代临床，常见有肝硬化腹水的患者吃份馄饨或者肉饼汤而诱发肝性脑病送去抢救的，所以西医为了防止肝性脑病的发生，通常会限制患者蛋白质的摄入，中医则称之为"虚不受补"。

另外尤其要注意一下条文后的调服法——覆令微似汗，这实际上与茵陈蒿汤"火郁发之"的机制有着密切的联系。明白了"火郁发之"的含义，相信在这里你也会若有所思并有所领悟。所以郁热经治疗得以透达之后，有时可见身热反剧、面赤、口渴反增等现象，这不见得就是坏事，实乃郁热外达，肌表之热反呈显露之象，就像柴胡桂枝干姜汤后的调服法注的一样——初服微烦，复服汗出便愈，这可不是"劳复"之为病，你可不要混喽。

判断郁热已然外透的主要标志也可以参考以下几个特征：一是脉由沉伏渐转浮起，由细小迟涩转洪滑数大且兼和缓之象；二是舌由绛紫干敛转红活而润；三是周身四肢由逆冷转温；四是神识由昏昧转清；五是由无汗转周身絷絷之正汗。

● 大道至简，悟在天成：
《伤寒论》治法总论朴述

　　《伤寒论》一书之所以冠之以"论"而非"经"，盖仲景欲示以钤病之方法大论也。为了方便时常温故以知新，余自拟《伤寒》小书之"心法口诀"，以备平日诵读之需。区区八条经文不可小看，此皆仲景之大道思维化象也。余亦曾以此八条为纲，穷5个小时为入门同道做过串解，同道亦称此实为"快意"学《伤寒》也，彼示之大法以提纲挈领，而小法亦有如源头活水，如此方可循序渐进，登堂入室。因余之串解并非公开，亦无录音与整理，念余之拙识，临床经验尚感不足，自述《伤寒》大论恐有流散无穷之嫌，抑或使同道不思进取，甚则坐井观天，轻懈忽弃仲景之奥义。观以上种种，余遂放弃整理，仅示之以文，所谓体用合一，如若丧失主观能动之思考，亦不过文字障而已。更虑前之398条评述，所想所思，道皆尽矣。所谓"大道至简，悟在天成"，个中滋味，还请诸君自行体悟玩味罢。

《内经》论曰：

心部于表，肾治于里；
君火以明，相火以位。

仲景得之，论曰：

一、头痛，发热，汗出，恶风者，桂枝汤主之。发汗，遂漏不
止，其人恶风，小便难，四肢微急，难以屈伸者，桂枝加附子汤主
之。下之后，时腹自痛者，桂枝加芍药汤主之。下之后：脉促胸满
者，桂枝去芍药汤主之；服桂枝汤，仍头项强痛，翕翕发热，无
汗，心下微满，小便不利者，桂枝去芍药加茯苓白术汤主之。

二、头痛，发热，身疼，腰痛，骨节疼痛，恶风，无汗而喘者，
麻黄汤主之。发热，恶寒，身疼痛，不汗出而烦躁者，青龙汤主之。

三、发汗后，无大热：汗出而喘者，麻黄甘草杏仁石膏汤主
之；口烦渴，心烦，背微恶寒者，白虎加人参汤主之。

四、发汗若下之后：虚烦不得眠，烦热胸中窒，反复颠倒，心
中懊恼，栀子豉汤主之；身热恶风，颈项强，手足温而渴，胁下
满，与柴胡汤，心下满，与半夏汤。

五、胃实，发热，汗出，胃气不和，谵语者，与调胃承气汤；若实剧者，大承气汤主之；热结膀胱，其人如狂，少腹急结者，与桃仁承气汤。

六、发热，但头汗出，渴，小便不利者，身必发黄，茵陈蒿汤主之。

七、发汗而复下之后，心下烦满痛，按之石硬不可近者，陷胸汤主之。

八、若重发汗，得之便厥，咽中干，烦躁，吐逆者，四逆汤主之。

附方

桂枝汤方

肉桂三两，碎　芍药三两　生甘草二两　生姜三两，切　大枣十二枚，擘

上五味，以水七升，煮取三升，去滓，温服一升。

桂枝加附子汤方

肉桂三两，碎　芍药三两　生甘草二两　生姜三两，切　大枣十二枚，擘　附子一枚，炮，去皮，破八片

上六味，以水七升，煮取三升，去滓，温服一升。

桂枝加芍药汤方

肉桂三两，碎　芍药六两　生甘草二两　生姜三两，切　大枣十二枚，擘

上五味，以水七升，煮取三升，去滓，温服一升。

桂枝去芍药汤方

肉桂三两，碎　生甘草二两　生姜三两，切　大枣十二枚，擘

上四味，以水七升，煮取三升，去滓，温服一升。

桂枝去芍药加茯苓白术汤方

肉桂三两，碎　生甘草二两　生姜三两，切　大枣十二枚，擘　茯苓三两　苍术三两

上六味，以水七升，煮取三升，去滓，温服一升。

麻黄汤方

麻黄三两　肉桂二两，碎　生甘草二两　杏仁七十个，去皮尖

上四味，以水九升，先煮麻黄，减二升，去上沫，内诸药，煮取二升半，去滓，温服八合。

青龙汤方

麻黄六两　肉桂二两，碎　生甘草二两　杏仁四十个，去皮尖　生姜三两，切　大枣十二枚，擘　生石膏如鸡子大，碎

上七味，以水九升，先煮麻黄，减二升，去上沫，内诸药，煮取三升，去滓，温服一升。

麻黄甘草杏仁石膏汤方

麻黄四两　生甘草二两　杏仁五十个，去皮尖　生石膏半斤，碎

上四味，以水九升，先煮麻黄，减二升，去上沫，内诸药，煮取二升，去滓，温服一升。

白虎加人参汤方

生石膏一斤，碎　知母六两　生甘草二两　粳米六合　人参二两

上五味，以水一斗，煮米熟汤成，去滓，温服一升。

栀子豉汤方

栀子十四个，擘　香豉四合，绵裹

上二味，以水四升，先煮栀子，得二升半，内豉，煮取一升半，去滓，分为二服，温进一服。

柴胡汤方

柴胡半斤　黄芩三两　生半夏半升，洗　生姜三两，切　人参三两
生甘草三两　大枣十二枚，擘

上七味，以水一斗，煮取六升，去滓，再煎取三升，温服一升，日三服。

半夏汤方

生半夏半升，洗　黄连三两　黄芩三两　人参三两　干姜三两　生

甘草三两　大枣十二枚，擘

上七味，以水一斗，煮取六升，去滓，再煎取三升，温服一升，日三服。

调胃承气汤方

大黄四两，酒洗　生甘草二两　芒硝半升

上三味，以水三升，煮取一升，去滓，内芒硝，更上微火一两沸，顿服。

大承气汤方

大黄四两，酒洗　厚朴半斤，去皮　枳实五枚　芒硝三合

上四味，以水一斗，先煮厚朴、枳实，取五升，内大黄，更煮取二升，去滓，内芒硝，更上微火一两沸，分温再服。

桃仁承气汤方

桃仁五十个，去皮尖　大黄四两，酒洗　生甘草二两　芒硝二合　肉桂二两，碎

上五味，以水七升，煮取二升半，去滓，内芒硝，更上微火一两沸，温服五合。

茵陈蒿汤方

茵陈蒿六两　栀子十四个，擘　大黄二两，酒洗

上三味，以水一斗二升，先煮茵陈蒿，减二升，内栀子、大黄，煮取三升，去滓，分温三服。

陷胸汤方

大黄六两，酒洗　芒硝一升　甘遂一两，末

上三味，以水六升，先煮大黄，取二升，去滓，内芒硝，煮一两沸，内甘遂末，温服一升。

四逆汤方

生甘草二两　干姜一两半　附子一枚，生用，去皮，破八片

上三味，以水三升，煮取一升二合，去滓，分温再服。

吟方赏药，粉笺舞弄清影

● 桂、甘、姜、枣拨千斤
——还原仲景思维下的桂枝去芍药汤

21. 太阳病，下之后，脉促胸满者，桂枝去芍药汤主之。

桂枝去芍药汤方

桂枝三两，去皮　甘草二两，炙　生姜三两，切　大枣十二枚，擘

上四味，以水七升，煮取三升，去滓，温服一升。本云桂枝汤，今去芍药。将息如前法。

"脉促胸满"是不是也可以看作是 15 条桂枝汤的"气上冲"呢？当然可以，只不过这里的"气上冲"更为严重。

"脉促"有两个意思：第一个是强调寸部的脉管相对于关、尺要更充盈一些，这是胡希恕先生的体悟，说明人体的排病能量与趋势集中于上焦，分布不均衡，还是心血循环异常导致的；第二个我认为就是心悸、早搏、心律失常一类的脉象，类比于桂枝甘草汤的

"心下悸，欲得按"。

因为桂枝去芍药汤本身就是桂枝甘草汤的加强版，多了生姜、大枣，固护脾胃，两个汤在本质上实际是差不多的。去芍药，就是去掉了芍药反佐桂枝的作用，加强桂枝平冲降逆的直接作用。当然也可以不去，为什么呢？有的患者可能同时又会出现心脉瘀阻导致的胸痹，有的时候也需要赤芍活血化瘀止痛的功用，但是也得同时增大桂枝的用量，就像后面117条要讲的桂枝加桂汤一样。

应该说学完《伤寒论》到了临床，你已经就是半个心内科大夫了。因为整部《伤寒论》有将近一半的内容都是在论述误治后导致"心部于表"的阳气虚损而生出的变证，所以《伤寒论》里有将近三分之一的方子都是桂枝去芍药汤（或者桂枝甘草汤）的类方。那这里是"脉促胸满"的桂枝去芍药汤，太阴病篇里还有一个"腹满时痛"的桂枝加芍药汤。从这两个汤的组成和方证对比来看，我个人觉得桂枝主强心，温心阳，提供动力，而芍药主外周循环，祛除血液中的废物，同时还能滋敛阴血止痛，一个偏于气化，一个偏于形质，大体就是这样。所以我觉得黄煌教授提出的桂枝舌与心血循环中静脉回流障碍造成的初步瘀血是有密切联系的。另外我认为这个方子也是仲景运用烈性、毒性药物生附子中毒后的一首急救方，里面的生姜换成干姜就更好了。

后世的《太平惠民和剂局方》里有一个方子——苏子降气汤，主治上实下虚的喘咳证（男女虚阳上攻，气不升降，上盛下虚，膈壅痰多，咽喉不利，咳嗽，虚烦引饮，头目昏眩，腰疼脚弱，肢体倦怠，腹肚疠刺，冷热气泻，大便风秘，涩滞不通，肢体浮肿，有妨饮食），虽然冠之以苏子为君药，同时加上了苏叶、厚朴、半夏、前胡这些降逆理气之品，冠之以"降气"，但我个人认为，此方的核心基础配方应该是桂枝去芍药汤。

我想在座的诸位可能会感到有些颠覆。何谓也？"下之后，脉促胸满"，这也是桂枝类方治疗"气上冲"的一种表现。"下之后"在苏子降气汤里强调的就是素体"肾阳"之"下虚"。当然，虽然后世认为肉桂具有温补肾阳的功效，于此方中具有温肾纳气之用，但从仲景的用药角度来看，似乎并非如此。因为经方用方之着眼点看的是人体能量之大作为，这"补"到底是怎么个补法？是人体自己的问题还是用药的问题？所以治起来也并没有口头上说的"温补肾阳"那么简单。大家学伤寒六经破执就要先从这些地方破起。

同时这类患者应该更倾向于心肺功能异常导致的久咳不止，可以归属到心部于表之大阳虚损与上焦焦膜夹郁的合病，所以用小柴胡合半夏厚朴汤加上桂枝去芍药汤的效果会更好，这是走的纯伤寒六经方证的路子，干净利落，层次分明。

我们一中语文教研组董老师的母亲，就是得了这么一种怪病，不定时胸闷且自述伴有发空、发虚之感而不得动弹，晚上睡觉并非出于怕冷但要在胸口覆被，即便夏天也是如此（桂枝去芍药汤的"脉促胸满"，心阳亏虚之象），并且伴有常年的慢性咽炎，喉咙部位伴有梗塞感（半夏厚朴汤的"妇人咽中如有炙脔"），心下叩诊有水声，咳起来很剧烈，喝水不解，口干不欲饮（小青龙汤的"心下有水气，咳而微喘，发热不渴"），体位变动会导致恶心呕吐（苓桂术甘汤的"起则头眩"），脉沉紧无力（阳虚水饮），激动时容易手脚冰凉（柴胡体质），舌苔厚腻略黄，容易感冒，左右少腹急结（水毒、瘀血并存），血压、血糖、胆固醇都很高。我就给开了三拗汤、苓桂术甘汤、桂枝去芍药加附子汤、小柴胡去黄芩人参加桃仁汤、半夏厚朴汤这五个方子的合方，前前后后在这个基础上加加减减治疗了两个多月，患者遂告愈，血压、血糖也明显降低，可以说是皆大欢喜。

　　《金匮》水气病篇里有个桂枝去芍药加麻黄附子细辛汤（气分，心下坚，大如盘，边如旋杯，水饮所作，桂枝去芍药加麻黄附子细辛汤主之。三十一）。后世对它的争议与讨论没消停过。实际上，如果真的把桂枝去芍药汤的"脉促胸满"背后的病机搞明白了，这不就好办了吗？只不过是多了个偏于"气分"之水饮，患者应该还是个阴性表证体质，所以加上了麻附细辛汤温表阳、化表饮。至于"心下坚，大如盘，边如旋杯"，这只是它的一种病理表象罢了，这个"痞"证从病位来看应该归于少阴表证，绝非太阴里证，亦非少阳泻心汤类方之"痞"证。同时，它与三十二条的枳术汤（心下坚，大如盘，边如旋盘，水饮所作，枳术汤主之。三十二）无论是从病理次第还是阴阳属性上来看，都风马牛不相及。枳术汤就是单纯的中焦水饮兼有气滞证。那把它们搁在一块儿有什么意思？意思大了去了！就是想告诉你，同一病理现象背后的病机可能完全不同，治法上更是有着天壤之别，此处设的是文字障，更是为了破掉你的文字障。所以中医不会识病却会治病，说的就是这个道理。

● 揭秘麻黄背后的"糟糠"之妻
——杏仁

35.太阳病，头痛发热，身疼腰痛，骨节疼痛，恶风无汗而喘者，麻黄汤主之。

麻黄汤方

麻黄三两，去节　桂枝二两，去皮　甘草一两，炙　杏仁七十个，去皮尖

上四味，以水九升，先煮麻黄，减二升，去上沫，内诸药，煮取二升半，去滓，温服八合，覆取微似汗，不须啜粥，余如桂枝法将息。

先看麻黄汤的组方，与葛根汤相比，没有生姜、大枣和芍药，所以我认为葛根汤是在桂枝汤与麻黄汤的基础上成方的。麻黄汤与桂枝汤可能比葛根汤要"老"一些，葛根汤可以看作是麻黄汤的

升级版，多了个"项背强几几"，所以加了葛根和芍药以舒筋和营。同时细看麻黄汤与大青龙汤的组成，都没有芍药的影子，这是因为芍药对于峻发汗有掣肘之嫌，故而麻黄汤与大青龙汤不用芍药，所以我们也可以看出，葛根汤相对于麻黄汤发汗力道较弱。这条里的"喘"是表不解导致的，如果伴有"项背强几几"，我们也可以在葛根汤的基础上加点杏仁。

说到杏仁，这里要着重强调一下。刚开始我学《伤寒论》的时候，以为它就是个降逆平喘止咳的辅助药，没把它当回事儿。直到我在系统研究《康治本》时才发现，杏仁的作用原来非同小可。这又怎么说呢？我想先从麻黄谈起。前面我也讲过，麻黄含有伪麻黄碱，具有兴奋中枢神经、提高心律的作用，对于有典型心功能不全的患者可能有明显的副作用。随着自己病源的积累，还真发现了几个不得不用麻黄但又耐受不了麻黄的患者，这些患者服药之后彻夜不眠，有的还会头晕恶心、胸闷心悸。当时自己也很束手无策。

方有执就曾于《伤寒论条辨》中讲过："麻黄汤中用桂枝，何也？曰：麻黄者，突阵摘敌之大将也；桂枝者，运筹帷幄之参军也。故委之以麻黄，必胜之算也；监之以桂枝，节制之妙也。"按理说，方中有了桂枝、甘草温通心阳的架构，应该会抑制麻黄的副作用，《伤寒论》第 64 条中强调过"发汗过多，其人叉手自冒心，心下悸欲得按者，桂枝甘草汤主之"。原文中，所指令患者"发汗过多"者，当为麻黄剂；"其人叉手自冒心，心下悸欲得按"者，指的就是麻黄剂的副作用。所以，后人就认为桂枝与麻黄同用，可减少麻黄所致心律失常的副作用。可是，话又说回来，我在那几个患者身上用麻黄，全都配伍了桂枝甘草汤，可患者服药之后还是不舒服。

之后在看李可老先生的经验集《霹雳大医——李可》的时候，无意间发现李可也同样注意到了这一点，而他用来有效制约麻黄副作用的法子就是配伍等量的蝉蜕，验之于临床，的确很好使！同时我在网上的经验分享里看到薄荷对麻黄也有增效减毒的作用，麻黄单独用于降压时，常有症状消退而血压居高不下的表现，但如果是麻黄与薄荷同用于降压时，则会有症状消退的同时血压也在明显下降的表现。

但是有一个疑问还是在我脑海里挥之不去，同样是用麻黄，仲景在大青龙汤里都敢斗胆用90g生麻黄，难道他就没意识到麻黄的副作用吗？还是说他根本就没遇到过？我想，他一定会有制约麻黄副作用的法子，只不过我们没有发现罢了。直到我在系统研究《康治本》的时候，我才无意间顿悟。纵观其中含有麻黄的方子，除葛根汤与葛根加半夏汤外，几乎都配有一个貌似不起眼的小药——杏仁，麻黄汤中提到过"无汗而喘"，麻杏石甘汤的"汗出而喘"，后人就理所应当地认为杏仁可以配合麻黄平喘。可是我们再看看大青龙汤的条文，没有"喘"的指征，却多了"烦躁"的症状，那么它里面的杏仁到底起着什么作用？

同时细究杏仁的用量，你会发现，麻黄汤中是70个，麻杏石甘汤中是50个（《康治本》缺，依《宋本》），大青龙汤中是40个，用量依次递减，这是为什么？难道"喘"的程度不同？再看，麻黄汤不用石膏，麻杏石甘汤用了半斤石膏，大青龙汤用了鸡子大的石膏，我渐渐发现，原来杏仁和石膏就是仲景用来制约麻黄副作用的"法宝"啊！麻黄汤因为不用石膏，所以杏仁就会多些，而麻杏石甘汤和大青龙汤都有石膏和杏仁，同时石膏和杏仁都有显著的镇静与抑制中枢神经兴奋的作用。如此看来，麻黄配上杏仁，就会比较安全，同时考虑到肺卫壅实而心阳不宣，所以麻黄汤和大青龙汤都依照前面桂枝去芍药汤的用方原则，把芍药去掉了。如果患者有明显的气分热就再加上石膏，配上杏仁双管齐下。

由此，我们还可以推出，大青龙汤里的"烦躁"实际并没有字面意思上那么简单。这是一种"暗示性"代词，这两个字实际上包含了"脉促胸满""寒包火"等多重含义，在下面的大青龙汤里我还会再做分析。最后，验之于临床，患者反馈不再惧怕麻黄，余遂感仲景"诚不欺我钦"！所以，最后大家要记住，杏仁、生石膏、蝉蜕、薄荷，都可以有效制约麻黄的副作用。同时杏仁对于麻黄有增效作用，主要体现在利表水、利表湿的方面，这是我在麻黄连翘赤小豆汤和《古今录验》续命汤及大陷胸丸、麻杏薏甘汤、麻黄加术汤里体会到的，同样验之于临床，确有其效。

就像电影《和平勇士之道》里说的："这就是我们俩之间的区别，丹，你练习你的体操，而我实践一切。"有时候智慧不仅仅在于理解，更在于实践。道听途说，随波逐流终归忽略了自己的思考与实践价值，只有用心思考与实践之后，才得以真正达到胡希恕爷爷说过的"求深而反浅"的境界。也正如蔡志忠老师所说："人生像走阶梯，每一阶有每一阶的难点，学物理有物理的难点，学漫画有漫画的难点，你没有克服难点，再怎么努力都是原地跳。所以当你克服难点，你跳上去就不会下来了。就像你学会语文，即使你十年不讲，碰到状况就会讲；就像学脚踏车，十年没骑，碰到脚踏车一上去就可以上手一样。"同样反观我们学习《伤寒论》，每一遍的研读，每一个复杂患者的诊疗，都是一次克服难点的尝试，明白了终归是明白了，不明白它始终就是不明白。

● 《伤寒论》方证动态变化小结
——从麻桂配伍走起

　　讲完小青龙汤，给大家总结一下桂枝、麻黄配伍应用的规律，这个尤为重要。

　　第一点，也是最容易忽视的一点，就是桂枝或者麻黄单用，患者有无汗出都是可以的，单味桂枝或麻黄的应用与汗出与否没有绝对关系，二者合用才会考虑汗出与否的问题。

　　第二点，当桂枝配伍芍药时（不配伍麻黄），此时针对的是单纯表虚状态下的表不解。比如桂枝汤。

　　第三点，也就是当桂枝配伍麻黄时，说明患者出现了一定的表郁、表实，这也就不是单纯的桂枝汤证了。如果桂枝量小于麻黄，说明表郁较重，例如大青龙汤、葛根汤、麻黄汤，麻黄、桂枝比例分别为3：1、3：2、3：2，从中我们也可以看出：表郁越严重，麻黄与桂枝的比例越大。如果桂枝的量大于或等于麻黄，说明患者表郁并不严重，例如桂枝二越婢一汤、桂枝二麻黄一汤、桂枝麻黄各半汤、小青龙汤，麻黄、桂枝比例分别为 1：1、5：2（依《康平本》，《宋本》为 41：16）、5：3、1：1。如果把麻黄去了，那就是桂枝汤了，这时患者没有表郁，单纯的表虚证。这些比例我们有必要知道。

现在再把麻桂拆开，单独分析一下麻黄、桂枝的特质。桂枝具有将脾胃运化的气血输布全身的能力，后人称之为"解肌"，所以桂枝是一种能量驱动药物；麻黄本身并不具备这种能量驱动作用，它只负责开窗户。窗户是什么？肺、皮毛、水道、膀胱。之前也讲过了，麻黄之所以能利表水，无非就是通过打开这层窗户，这就叫"小鸡不尿尿，各有各的道"。所以往大了说，麻黄非特治表也，凡里病可使从表分消者，皆用之，无表证而用麻黄，则《本经》所谓"去邪热气、破癥坚积聚"者也。

最后我们再总结一下《伤寒论》的方证动态变化规律。还是前面的例子，只不过把它弄成了一条动态变化链。就从表郁的动态变化走起：

首先看桂枝汤，单纯表虚的话用桂枝汤就可以，"项背强几几"的话再加上葛根。如果出现了表郁就加上麻黄，表郁的不厉害，可以是桂枝二麻黄一汤（桂：麻＝5：2），再郁一点儿就是桂枝麻黄各半汤（桂：麻＝5：3）。表郁加重同时又伴有表邪入里化热的趋势，再加上石膏，这就是桂枝二越婢一汤（桂：麻＝1：1），旁边标上"大青龙汤的'小弟弟'"，都有麻黄、桂枝和石膏，组方思路有相似的地方。这里我们还要把桂二婢一汤和小青龙加石膏汤对比一下，麻黄、桂枝的比例都是 1：1，而且都有石膏，解表同时清里热，只不过小青龙加石膏汤还有寒饮伏于内的情况。还记得不，我们学校刘惠民院长治疗外感的特色就是解表同时清里热，就是取法于桂枝二越婢一汤。

接着往后瞧，由于表郁占据了主导地位，麻黄的用量开始赶超桂枝，随之出现了两张方子——葛根汤和麻黄汤（桂：麻＝2：3），因为没有芍药的缘故，麻黄汤要比葛根汤的发汗力度大些。再往后，不仅表郁加重，而且还出现了表邪入里化热的倾向，仲景用的是大青龙汤（桂：麻＝1：3），同时还加上了生石膏。由此我们再对比区分一下大青龙汤与桂枝二越婢一汤，药物用量的悬殊是显而易见的，但最根本的区别还是在于它们的表郁程度不同。

再接着，在大青龙汤的基础上，表郁消失，同时表邪完全入里化热。初期病邪大多首先会集中于上焦，也就是叶天士所说的"温邪上受，首先犯肺，逆传心包"。患者出现了肺热壅滞，我们就要考虑用麻黄杏仁甘草石膏汤的架构了。如果伴有全身里热炽盛的话，就要考虑白虎汤类方了，伴有津亏的加人参。当然这仅仅出现的是气分热，如果热邪从气分进一步内陷到血分，白虎汤类方就不够了，《伤寒论》里也为你提供了多种方案。结合六经辨证，栀子类方、柴胡剂、芩连类方等任你选用，阳明里热炽盛伴有里实严重的，还要考虑承气汤类方。以上就是我所能想到的，供大家参考。

● 纵药味三千，
仲景独爱一枚红枣

耕铭：

另外，我们都说大枣含钾极为丰富。我们《生理学》也学过，钾离子与钠离子都参与心肌细胞动作电位的产生，所以钾离子与钠离子对于心脏的功能性活动起着至关重要的作用。我干娘去年就因为严重的低钾血症被送进了医院抢救，以为自己就快不行了，全身没劲，胸闷气短，血压急剧下降，当时就是静脉滴注钾制剂给救过来的。现在学完《伤寒论》，我想应该有用到桂枝去芍药汤增量大枣和甘草的机会，并且临床上主张顿服。大枣含钾极为丰富，同时甘草在药理学中有保钠保水的作用。所以仲景为什么应用大枣、甘草这么频繁？可能是无意中发现它们有补充电解质的作用。

梦回杏林：

大枣、甘草补中益气，大枣尤速，因其含糖量高，号称"木本粮食"。但是用大枣、甘草来补钾钠是有前提的，那就是证候为中气虚。

这两个药甘生湿满，阳虚痰阻、湿盛中满的人能用吗？至少不能单独用，更不能大剂量顿服了！

所以我认为中医辨证论治的基本原则是不能丢的。中药成分极其复杂，现代医学对中药单成分的药理研究，只能在某个角度上给我们治病用药以有益的参考，但切不可陷入微观还原的思路，而忽视了整体全局。

另外中医治病务必求于本，辨证除了辨病机，还要辨病因，针对病因治疗，比如疾病同样是低血钾，病机同样是阳虚，但还要看低血钾和阳虚是怎么造成的，漏汗不止的要温阳固表，下利清谷的要温阳止泻。

如果缺钾钠就补钾钠，那是西医的长项——头痛医头、脚痛医脚。

能纠正电解质丢失、电解质紊乱的经方多了，其中用大枣、甘草的反而不多。

如果说桂枝去芍药加蜀漆牡蛎龙骨救逆汤能纠正电解质紊乱是因为里面既有大枣又有甘草，四逆汤和苓桂术甘汤能纠正电解质紊乱是因为里面有甘草，那真武汤（可用于低血钾）、五苓散（低血钾、高血钾通吃）能纠正电解质紊乱又是为什么呢？不就是对证，对了阳虚水停的证嘛！

除了上述排水障碍型电解质紊乱外，还有失水型电解质紊乱，比如《伤寒论》314条："少阴病，下利，白通汤主之。"虚寒腹泻、下利清谷会导致电解质大量流失而紊乱，白通汤（干姜、附子、葱白）也是针对其中下焦阳虚泻泄的病机（从西医角度来说，是针对腹泻这个导致电解质流失紊乱的病因）来治疗的，并没有用甘草、大枣来补钾钠等电解质。

但是如果腹泻非常严重，电解质丢失太多，病情过于危重，就必须紧急补充电解质，才能力挽狂澜。接着看《伤寒论》315条："少阴病，下利，脉微者，与白通汤；利不止，厥逆无脉，干呕，烦者，白通加猪胆汁汤主之。服汤，脉暴出者死；微续者生。"（提示可能抢救无效。）白通加猪胆汁汤是由白通汤（干姜、附子、葱白）加人尿五合（100mL）、猪胆汁一合（20mL）组成的。中医没有输液的手段，紧急补充电解质也只能用口服药物经胃肠道吸收，而此证患者脾胃之气已经相当微弱，药物的选取至关重要，必须至少满足三个条件：

①吸收速易。不可以用甘腻的甘草、大枣。

②性味咸寒。咸入肾，直达下焦；寒佐热，防止格拒。

③有情之品。人尿、猪胆汁属于动物体液，其微量元素比例最接近于人的血液。

以上个人浅见，仅做交流探讨。

耕铭：

老师的教诲有一种醍醐灌顶的感觉，犹如春风化雨。十分感谢，希望在以后陆续的讲解中多多指导。

梦回杏林：

莫言指导，我只是个医学爱好者，交流各自观点，探求实效真知，一起学习成长吧。欣赏老师兼包并蓄、与时俱进的学术态度，颇有仲景当年"勤求古训、博采众方"的风范。

coorus：

关于大枣的钾含量，我查过好几个排名表，大枣排名都很靠后，是远不如豆类、菇类和藻类的，所以仲景用大枣恐怕不是为"低血钾"考虑的。

一阳：

大枣应该是全能选手，糖、铁、微量元素等含量都比较可观。生命科学的研究有个宏观角度，也有个微观角度，微观研究那是整个西方科学体系的事，中医师要是走这条路，是永远搞不赢西医的，人家是全世界的人在研究，你就那么几个人。当然他们对中药感兴趣，欢迎得很，结论拿过来参考，帮我解释宏观规律。但是别忘了，无论如何，学中医绝对不要脱离宏观的角度，这个角度就是阴阳，说得更核心一点就是阳气，"有阳则生，无阳则死"啊。把阴阳观念发挥得淋漓尽致的就是《伤寒论》，纵有医书千千万，我只取《伤寒论》一本读。

耕铭的讲解把握阴阳盈缩，预判疾病发展趋势，写得好啊，《伤寒论》学活了！但是，年轻人永远不要自满，保持激情，期待你临床多年后，再来一遍《伤寒论》解读。

梦回杏林：

大枣的铁含量也不高，每 100g 干枣含铁 3.1mg，低于桃（3.5mg）、胡萝卜（3.2mg）、红苋菜（4.8mg）、油菜（7.0mg）、芹菜（8.5mg）、黄豆（11.0mg）、蛋黄（7.0mg）、小米（4.7mg），甚至比烧饼（7.0mg）和馒头（5.4mg）还要低。

但是大枣的含糖量很高，是其干重的 70% ～ 80%，更加神奇的是它的升糖指数为 103，比同等重量的葡萄糖还厉害，所以大枣是补气最快速的中药之一（还有味中药饴糖，升糖指数为 105）。

大枣不仅升糖快，而且能够稳定地维持高血糖状态，所以小孩子要提高考试和比赛的成绩，早餐可以吃一小碗红枣（没有湿滞中满的情况下）、一个鸡蛋、适量的主食和蔬菜。

很多古方，无论治实证的还是治虚证的，都要加姜枣，这是有道理的。而现在有些医生认为姜枣不重要，临床处方时经常去掉姜枣不用，可能会带来一些问题。

曾听一医生说用苦寒药治糖尿病，没想到几剂过后居然出现了低血糖反应，我猜测他的方子里面可能没有加姜枣。治疗糖尿病的过程中，保持血糖的稳定比快速降糖更为重要，低血糖比高血糖更可怕，是容易出事情的。

虽然糖尿病早期属实郁之证，但也有加姜枣反佐的必要，用大剂量的苦寒药清热降糖"削峰"的同时，也需要姜枣兜底血糖"填谷"，以免出现低血糖反应。

再以大柴胡汤为例，一个针对肝胃郁热、胆腑热结病机的偏于实证的方子，也用了大量的姜枣来反佐寒药峻药。

虽然大枣普通易得、药食两用，其补气、健脾、生血、免疫调节等功效却不可小觑。

现在有个肝炎、肿瘤辅助治疗的中成药增抗灵颗粒，里面只有4味很普通的药材，其中就有大枣。

【成分】黄芪、甜叶菊、白芍、大枣。

【功能主治】益气健脾，养阴生津，清热，并能提高机体免疫功能。用于化疗、放疗及不明原因引起的白细胞减少症，青春型痤疮，亦可用于慢性肝炎的治疗。

一阳：

　　还有个升糖指数，长见识了。杏林老师，谢了！我们常说人吃饭，同时饭也吃人，因为消化饭得消耗能量啊，你看生理学里面就是，当机体大量吸收营养物质时，消化道血流量也大量增加，绒毛和黏膜下的血流量是平时的 8 倍。虽然大豆等其他食物含钾比枣高，但其消化比枣要难啊，蛋白质的消化肯定比糖类更耗能。所以综合起来，快速补糖、补钾，枣效果最佳！

● 甘草探源
　　——不敢苟同"国老"之说

　　这里谈谈甘草的作用。后世都说甘草是"国老"，可以缓和、调和药性，对此我不敢苟同。甘草的确具有解毒的功效，对于一些毒性峻猛药，常常需要甘草的制约与减毒，它也是我们中医临床最常用的非特异性解毒剂，这就是所谓的"国老"之用。

　　可实际上，中药作用的最终靶点并不是药物本身，而是疾病本身。而甘草的"甘缓"之力作用的也是疾病、证候本身。尤其是对于四逆汤这种急危重症，加上甘草难道是为了缓和药性？那还怎么救命啊？！实际上，甘草的作用主要是缓解症状发作的剧烈程度，西医药理强调甘草具有拟肾上腺皮质激素的作用，在人体应激的状况下，肾上腺皮质激素起着很重要的作用，而在我们人为构造瞑眩反应良性应激的过程中，甘草是必不可少的基础性配伍母基。甘草同时配合干姜，就是甘草干姜汤，具有反汗、反吐、反下的防止阴性体质津液过度损耗的功能；配合生附子，才是为了减毒。

仔细对照一下四逆汤与干姜附子汤的方证区别，着重留意一下"夜而安静，不呕，不渴"。四逆汤和干姜附子汤针对的都是患者处于阴性体质全身机能极度衰退的状态，所以都有干姜、生附子，用于回阳救逆。但四逆汤又多出了上吐下泻的剧烈反应，津液衰竭得更厉害，所以加上了甘草。因为甘草缓解症状的剧烈程度，同时配合干姜还可以防止体液过度流失。通过条文的对比，我们可以很清楚地看出来。

我们再看看课本上说的"干姜附子汤药简力专，去掉甘草之缓，作用猛于四逆汤"的说法是不是有点儿自圆其说呢？四逆汤，顾名思义，是回阳救逆的首选方剂，之所以冠之以"四逆"二字，是想强调它的危重程度。而干姜附子汤没这么起名，说明四逆汤证是比干姜附子汤证严重的。反观条文，也的确如此，多了上吐下泻，津液损耗严重。

梦回杏林：

耕铭老师，您推敲出来的未必是对的，我推敲出来的也未必是对的。

干姜附子汤证"不呕、不渴"，脾肾阳虚但津液不虚，所以不加甘草来化阴、护阴、缓燥。体内津液不虚，本身就具有缓和温燥药的效力。

四逆汤证又呕又利，津液已虚，如果不加甘草补液缓燥，身体经不起姜附的炙烤啊！就像阴虚口干的人喝了姜汤之后心跳难受一样。

干姜附子汤的温阳作用肯定是要猛于四逆汤的，千万不要忽略了两方煎服法的差异：干姜附子汤是"顿服"，四逆汤是"分温再服"，而两方附子用量是一样的，干姜仅有半两之差。顿服药液的温阳之力，前者将近是后者的 2 倍，而且没有甘草的缓冲，药力的释放速度将更快。

此外，药效峻猛程度跟疗效没有必然关系，不是药效越峻猛回阳救逆的效果就越好，药对不对证才是决定效果好不好的关键因素。

郝万山教授讲过这样一个实验：生理盐水中的离体青蛙心脏，注入干姜附子汤煎剂后跳动幅度剧烈增强，但很快衰竭（心肌中毒麻痹），而注入四逆汤煎剂后心脏跳动增强的幅度要小一些，但持续跳动的时间大大延长。

同感，缓和药性不是经方的首要配伍原则，不是某个经方用不用甘草的主要原因。每剂药都加 3 ～ 5g 甘草来缓和药性，是后世医家的用药方法。

四逆汤里面附：姜：草约等于 2：3：4，甘草剂量是附子的 2 倍。之所以用大量的甘草，的确是要取其解附子毒之功效的，因为四逆汤不是专用于回阳救逆的方子，太阴和少阴的虚寒证都会用到此方，治这些证候可能不会像毒性较大的干姜附子汤那样只服 1 剂（1 次顿服），而是要相对较长时间地服药，生附子的减毒是必须解决的问题。

● 细究《康治本》
——麻杏石甘汤原文没你想得那么简单

63. 发汗后，不可更行桂枝汤。汗出而喘，无大热者，可与麻黄杏仁甘草石膏汤。

麻黄杏仁甘草石膏汤方

麻黄四两，去节　杏仁五十个，去皮尖　甘草二两，炙　石膏半斤，碎

上四味，以水七升，煮麻黄，减二升，去上沫，内诸药，煮取二升，去滓，温服一升。本云黄耳杯。

63 条不简单，单读这一条，很容易"是非蜂起"。我在前面谈过，尝试把句读、序号、六经前缀、提纲证破开，把整篇大论衔接在一块儿，你会发现，原来《伤寒论》是一篇文章啊！这根本就是仲景自己闲着没事儿的时候口述的一篇文字稿，想到哪儿说到哪儿，就像疾病六经转归不定一样，仲景讲的也是东一锤子西一榔头

的，尤其是在太阳篇。不过，也正是这种神妙无定、自由随意的叙述与思维方式，才使整部《伤寒论》鲜活起来，才真正具有了临床启迪与引导的意义。仲景当然也没想着让后人死抠硬套他的方子，人家是在做示范，剩下的，还要靠我们自己去发挥主观能动性啊！

话又说回来，《伤寒论》本身也是有问题的。你怎么知道后世嵌注与仲景原文的区别？没办法，只能多读，反复琢磨，慢慢捯饬。之前在《伤寒论》的前世今生里我也强调过，现存的诸多《伤寒论》版本里，《康治本》是我比较中意的本子。条文一共才65条，但六经的理法方药几乎已经完全被涉及覆盖到了，如果想要系统深入探讨研究《伤寒论》演变历程的话，就得好好看看。

在《康治本》中，大青龙汤、干姜附子汤、麻杏石甘汤是紧挨着的，论述完大青龙汤证的急性期与慢性期转归后，紧跟着的就是"脉沉微，身无大热者"的干姜附子汤证。什么意思？就是在强调素体虚弱但又出现大青龙汤类证的人在用完大青龙汤后虽然表解了，但又因为过发汗导致津血亏虚而使患者陷入了阴证。这其实是不应该出现的，因为仲景在前面也暗示过，"无少阴证者，大青龙汤发之"，应用大青龙汤时患者的体质状态不能是阴性体质。古代一两约等于15.625g，大青龙汤里的麻桂用量不少啊！所以素体少阴体质的人经过大青龙汤这么一番"翻江倒海"折腾，出现了全身机能衰退的阴性体质状态。那就赶紧回阳吧，所以选用了干姜附子汤。

那紧接着往下的麻杏石甘汤这一条，它本身的存在意义是和干姜附子汤并列的，也就是用完大青龙汤发汗后的第二种转归——使用麻桂剂表已解，但邪热依然没有因为大青龙汤鸡子大的石膏而停住内陷的脚步，出现了无表证但却里热炽盛的阳明病（少阳病亦可），所以麻杏石甘汤的石膏用量比大青龙汤大了去了，用了足足有半斤。肺热炽盛导致喘，内热蒸腾导致汗出。那何为"无大热"呢？这个与之前说过的"协热利"是一样的，此处的"热"，代指的是表证，即所谓的没有表不解之发热，而这里的"无大热"正好与前面的大青龙汤表不解之"发热"形成鲜明的对比。"喘家不可更行桂枝汤"在《康治本》里没有，"喘家不可更行桂枝汤"是有前提的，前提就是里热炽盛导致的喘而不是表不解的问题了，你要用桂枝汤解表就不对了。

所以如果我们不仔细联系前后文去反复推敲，单单看到 63 条里的"汗出而喘，无大热者"，就一定要用麻杏石甘汤吗？我说不一定！初期桂枝汤的中风表虚证一样可以"汗出而喘，无大热"，你给它解表喘也就平了。用什么汤？桂枝加厚朴杏子汤。那有人可能要反驳我了，你说麻杏石甘汤证没有表证，就是单纯的阳明里热证，那么里面用麻黄你怎么解释？很简单，之前讲完小青龙汤后就给大家总结过桂枝、麻黄在太阳表证中的配伍规律，其中一开始就强调，单味麻黄不解表，要想解表得配伍桂枝，并且根据表不解的程度还要考虑麻桂的比例问题。另外之前我也重订过麻黄附子细辛汤和麻黄附子甘草汤的组方思路，取而代之的是桂枝汤或葛根汤加上附子、细辛，这才是仲景比较妥当的组方思路。

那么单味麻黄如果不具备解表功效的话（这与我们的《中药学》与《方剂学》大相径庭，但却是仲景用药的独特架构），它在麻杏石甘汤里到底起什么作用？就是开窗户！石膏辛寒，清里热的同时凭借麻黄"开窗户"的作用把热给宣出去，这不就是宣肺热嘛。所以我认为，麻杏石甘汤是白虎汤的类方，是用来治疗里热的方子，它和表不解没有关系。如果里热严重就再加上知母，夹湿夹郁的加上薏苡仁，热偏于血分的加黄芩、栀子等，血毒湿热互结有必要配伍上赤芍与薏仁，因为芍药相对桂枝走下趋净腑，可配合麻黄和薏仁导引血毒、湿热从前后二阴而解。我记得有位教授就曾说过："如果按教材的框框去分析仲景处方的话，我觉得张仲景参加医师资格考试很有可能不及格。"真是这样。

● 麻黄之用不必无汗恶寒，
柴胡之用不必胸胁苦满

一阳：

认可麻黄推窗户的作用，但是对热型有要求。对于石膏证的气分热，效果才好，也就是对以水肿为主的炎症才好。如果热入血分了，即炎症有了明显的出血了，那要用上黄芩，这个时候窗子比较实了，就要换柴胡来推了。

耕铭：

小柴胡合麻杏石甘汤可否？就像《摄生众妙方》里的定喘汤（麻黄、杏仁、甘草配黄芩、半夏）一样。

一阳：

对！就类似于炎症，可以卡他性的、化脓性的、出血性的一起来。所以不同的热型可以同时出现，就用不同特长的清热药，同时辅以最佳配合伙伴辅助以通，石膏就配麻黄，黄芩就配柴胡。这样麻黄之用不必无汗恶寒，只要是肿而不易开就可以；柴胡之用不必胸胁苦满，只要是满而不易通就行。

梦回杏林：

老师上一讲精析麻桂比例与表郁程度的关系，总结的真好：表之寒郁越重就越需要多用麻黄来开腠理。

但如果寒邪已入少阳化热，那表郁就不可能很实了，因为体表防线已经被攻破，体内气血已经受损，如《伤寒论》97条："血弱气尽，腠理开，邪气因入，与正气相抟，结于胁下。"

所以经方里面好像没有柴胡配麻黄的方子吧。太阳、少阳合病，表寒里热的证候多用桂枝配柴胡，比如柴胡桂枝汤，以及小柴胡汤加减法中的"外有微热者，去人参，加桂枝三两，温覆微汗愈"等。

耕铭：

正好治了一个患者，是我姐姐的公公，三副打底，一副扫尾儿，患者服完药后微信反馈已经痊愈，老师可以参考一下：

主诉：感冒半个多月，输液后不见好转，诸多中成药服后未见起效。

当下诊得：一阵怕冷一阵怕热，咽干口渴喜饮冷水，口微苦，浑身颤抖，感觉和低血糖似的，舌质淡齿痕严重，苔黄厚腻，冒虚汗，犯懒，基本每天半夜1点左右就醒，醒了半小时后入睡，睡眠过程中会做噩梦，咳嗽吐黄痰，味觉差，大便不成形。

处方：北柴胡12g，黄芩9g，清半夏9g，生甘草6g，大枣12g（掰开），生晒参6g，生姜9g（切），肉桂9g（捣碎），茯苓12g，苍术9g，白芍9g，麦冬12g，杏仁9g，生石膏20g，4剂。

想一想，虽然《伤寒论》里没有柴胡、石膏同用的情况，但胡希恕先生却把它用得出神入化。所以，如果考虑麻黄的"宣肺"作用，加之以少阳区块夹湿夹郁，麻黄、柴胡也是可以合用的。

梦回杏林：

麻黄、柴胡可以合用，这样的医案较少。

我认为病入少阳，表郁已经不实，麻黄宣肺力强，主要还是用于平喘和消肿，柴胡汤中的生姜就有宣肺散水的功效。

外感风寒、郁而化热、无汗鼻干的证候，柴胡多与葛根配伍，比如柴葛解肌汤。

老师此案用的是柴胡加龙骨牡蛎汤化裁吧？！如果我来处方，会把生石膏换成葛根（味觉减退、大便不成形），舌中有裂纹，肺胃热盛伤津，再合瓜蒌牡蛎散（天花粉、生牡蛎）。

个见，没有临床经验，不知是否可行。

耕铭：

嗯嗯，天花粉的寒凉之性远大于生地，患者的舌质淡，有齿痕，考虑为病程较久的苓桂术甘汤的"发汗则动经，身为振振摇"一证，此之"发汗"，考虑当为病程较久或误服抗生素以及输液，所以我考虑的是小柴胡合上苓桂术甘汤，另外考虑到了太阳表虚，所以加上了桂枝汤，有郁热，加上了石膏。

● 食物药物繁，合方其中含

梦回杏林：

仲景时代，达官贵人很少，消渴证罕见。

现在代谢病流行，阴亏、虚热、血瘀的证候比比皆是，天花粉、生地这两味药大有用途。苦酸制甜，除了黄连、黄芩、葛根、乌梅、山萸肉等降糖要药，天花粉和生地黄在对证使用的情况下也都是降血糖效果很好的药。

2年前我初学《伤寒》的时候，也认为现代社会虚寒证居多，思想偏于扶阳（当然，火神派我是一直不敢恭维的），但后来逐渐感觉当今实热证似乎略多。

最近100年来人类的寿命大幅延长，固然与社会环境、医疗进步有莫大的关系，但其实更主要的是来源于生产生活条件的改善。现在饮食条件、营养水平太好了，热量供应充足，吃得好就是大补，营养过剩就是大实！

用中医整体思维来看，人每天全部的食物和药物是一个"大合方"，开药方的时候还必须考虑到患者的饮食营养摄入状况，才能使这个"大合方"对得上患者的证候。

比如仲景当时治虚劳用的小建中汤，里面包含饴糖一升（200mL），这是什么概念？3两多米饭的能量，升发肝脾之气为什么要加这么多饴糖而不用谷芽、麦芽、大豆黄卷呢？我想，人是铁，饭是钢，古代平民的饮食条件极差，又要不停地劳作，不然更没饭吃。那时候的虚劳绝大部分是这样得来的，失养致劳，不补充营养就建不起中气，治不好虚劳。

肾气丸和薯蓣丸中的山药就是可以当主食吃的富含淀粉的薯类食物。

薯蓣丸中大量的大枣（百枚）及诸虚劳方中的大枣（12～30枚）都是营养补充剂。

曾听有位老师说吃了薯蓣丸感觉气血足些，但舌苔也会变黄腻，我想就是方中大枣量多，而他的饮食营养已经充足甚至有余，补过了消化不动化生湿热所致。

现在用仲景的虚劳方，可能常需配伍化痰、利湿、祛浊的方药。我看实证、热证、郁证居多，虚寒证较少。

耕铭：

老师考虑的周到。想想现在的处方为什么相比汉唐古方大那么多呢？说白了现代的人"矫情"惯了，胡吃海塞出现的杂病也多了。所以临床上我开方经常时不时以小柴胡或四逆散为底方，构筑的"大方子"也常常取法乌梅丸的组方思路，有时候附子、大黄、石膏可能出现在同一张处方里。同学们都戏称我"膏方张""张小柴胡"。想想现在的人得病，生活起居不规律，情绪起伏无常，先天真阳也被过早的提前折耗。加之以胡吃海塞，对冷饮油腻之物早已习以为常，导致素体阳虚却又夹湿、夹郁、夹热，一派厥阴体质。这种生活方式也注定我国逐渐成为"糖尿病大国"，尤其是2型糖尿病后期，患者的表现尤其类似于《伤寒论》里的厥阴病。老师可以参考一下之前讲的清地筑基散，我觉得尤其适用于现代好多的疑难杂症。

梦回杏林：

清地筑基散，谢谢老师分享提示，先记下，空了再仔细研究。

● 茯苓四逆汤
——仲景时代的"破格救心汤"

69. 发汗，若下之，病仍不解，烦躁者，茯苓四逆汤主之。

茯苓四逆汤方

茯苓四两　人参一两　附子一枚，生用，去皮，破八片　甘草二两，炙　干姜一两半

上五味，以水五升，煮取三升，去滓，温服七合，日二服。

我个人认为，茯苓四逆汤是《伤寒论》里最重要的方剂了。李可老中医有一个破格救心汤，在四逆汤的基础上加上了磁石、龙骨、山萸肉这些敛阳固脱的药物，用来治疗阳气虚衰导致的各种急危重症。而在《伤寒论》中，茯苓四逆汤就是治疗虚阳浮越的好方，也就是仲景时代的"破格救心汤"。

我们先看条文。患者经过"发汗""攻下"这么一番折腾，病

依然不解，反而出现了"烦躁"这一虚阳浮越的现象，宜选用茯苓四逆汤。着重看一下茯苓，我认为它是《伤寒论》常用药物里配伍应用最广泛的一味药了。茯苓本身具有"走熟道儿"的属性，药物的能量信息也最容易被人体所接受。茯苓的生长过程很"超然"，唐宗海的《本草问答》里就谈过：茯苓秉土之精而味淡利水，水行则气升，且下有茯苓、上有威喜芝，乃茯苓苗在松巅上，与茯苓悬绝，而茯苓虽在土中，其气自能贯之，茯苓之气所以能上升也，所以性能化气者，此也。

那为什么茯苓这味后世认为利水渗湿的药在《伤寒论》里会有这么复杂而又广泛的作用呢？很简单，我们需要探讨一下虚阳浮越背后的生理本质是什么。纵观《伤寒论》里的四逆汤条文，患者无不阳气津液虚衰至极。这其实就是一种全身水电解质紊乱的病理状态，这种病理状态导致患者全身依赖于内环境稳态的组织细胞发生生理活动的失常，就会出现我们中医认为的"虚阳浮越"的现象。所以，茯苓这味药对于这种功能失常型的水电解质紊乱是有重要意义的，而之前也一直反复强调过：《伤寒论》就是一部古代集大成的"津液代谢论"，这一点是非常关键的。众所周知，细胞亚致死性损伤最早最突出的形态学改变就是细胞水肿（cellular swelling），尤其好发于心、肝、肾等实质性器官，由于能量依赖性钠钾泵的功能障碍，我们或许要考虑功能和能量层次发生障碍的三阴病，这就需要扶阳法的补充，诸如茯苓配肉桂、茯苓配附子、茯苓配干姜等，我给大家一个启发，大家可以进行思考。

茯苓四逆汤也是治疗心衰的好方，现代医学治疗心衰的三部曲"强心、利尿、扩血管"在这个方子里都体现了。把心血循环的死水一排，心脏这个"水泵"也就轻快了。我们想想那些过度肥胖的人，中医认为这些人一身水毒痰湿，心脏负荷自然会加重，心脏也很容易肥大。注意这里面还加了人参，用来亢奋阴液，同时配合生附子，运柔以成刚。整张方的配伍十分精练，我在临床上尤为喜用，个人对此也做了一些发挥。倘若患者病属久病，且伴有沉寒痼疾，为了增强疗效，我会加上 2～5g 生硫黄和油桂粉兑服以壮命门真火，逆流挽舟（务必选用天然火山生硫黄，真正天然有效的生硫黄用布包住大块状敲开会发热，价格在每克 5 元左右，工业劣质硫黄则不会，价格也极为便宜）。

茯苓四逆汤也经常用于肾功能衰竭的患者，后期调理有用到金匮肾气丸、真武汤的机会。假期救过一个肾衰的老人，到现在还活得好好的，孙子在广西中医药大学，现在读大四了。我患有硬化疲劳症的姥爷在终末期也是这样，给他频服的茯苓四逆汤，维持了 2 个月的生存期，虽然最后还是走了，但也没让他遭多少罪，我觉得这也是一种孝顺吧。

学生：师哥，中医治疗心衰茯苓四逆汤可以作为广谱方吗？

耕铭：这个问题提的好！首先大家需要明确的是，急重症在我们中医体系中严格来讲其病机应该是单一的，比如心衰，其核心病机无外乎为本虚标实，至于其他的是兼夹证，不能次而主之，胳膊拧不过大腿。中医搞急危重症不宜过分关注纠结于分型与鉴别，有点儿耍小聪明之嫌，因为中医的治疗观与西医迥然不同。那同样都是心衰，茯苓四逆汤针对的就是本虚标实的综合病理状态，左心衰的患者阴邪泛滥三焦更甚，如并发急性肺水肿，也正如叶天士所言："通阳不在温而在利小便。"此时单靠茯苓力不从心，300g 茯苓有时都改善不了患者的循环负荷，体内的"死水堆积"导致的正熵惰性平衡势必会引起致命的危险，急性左心衰致死的患者大多源于此，慎之！戒之！此种情况当合用甘遂半夏汤，切莫固守愚见不知变通而只知回阳固脱，"大实有赢状，至虚有盛候"也。右心衰的患者心阳欲脱、血气不相接续更甚，此时则需重用回阳益气，合用通脉四逆加人参汤为妙。至于其他兼夹证在临床诊疗过程中则应服务于心衰本虚标实这一根本病机，比如瘀血阻滞，患者病位是胸膈以上，自当考虑合用血府逐瘀汤，但这只是整张处方中的配角。

另外这里需要给大家留一个思考题，如果从《中医内科学》病机分型论治的角度来看69条的话，"汗""下"后既然出现"烦躁"，自然会选用参附龙牡救逆汤，而作为"医圣"的仲景，为何在茯苓四逆汤中选用茯苓而不用龙骨、牡蛎以潜阳镇摄呢？同理，在选用真武汤治疗某些心衰时，可否借用张锡纯之经验，取芍药酸敛之象而代之以重剂山萸肉以收敛元气？

答案：重用龙骨、牡蛎属重调元气法，在本虚危重症时期不宜或慎用，例如危重症患者合并呼衰而出现烦躁，禁用或慎用镇静剂；不建议，因山萸肉收敛太过，不利祛邪，对于本虚标实而急则治其标的心衰，选"除血痹""破坚积""利小便"的芍药而不选"收敛固涩""补虚固脱"的山茱萸。

● 用药盲区多，奇恒难揆度

学生：茯苓的利水功能具有双重性吗？

耕铭：中医认为它能利水渗湿，西医讲它利尿，又可以促进小肠对水的重吸收。我个人认为，该利则利，该不利则不利，这取决于人体自身的稳态平衡。

具体到作用靶向的双重性，只要水液代谢障碍就可以考虑功能和能量的问题，当然不只是三阴，三阳其实也可以，诸如五苓散、苓桂剂、小青龙汤等。同时，水肿也不单单是细胞水肿，细胞间质也可以出现水肿，也就是所谓的焦膜病变。这种病变大多时间较长，用药方面考虑血、气、水同调，不可太过轻柔，同时要分三焦具体论治，这样靶点更明确。诸如《伤寒论》中的大陷胸汤、半夏泻心汤、桃核承气汤、柴胡加龙骨牡蛎汤等，我们要尝试从病理次第上做区分。三焦膀胱者，腠理毫毛其所应，疏导三焦之药，切不可少，这才是整体论治。

譬如针对早期脑疝，有3味药必不可少：桂枝扮演"通使之官"

的角色，半夏负责"否极泰来"，茯苓则借势"捣龙入海"。用药时一两按照 10 ～ 30g 来算，否则无法彰显中医治疗急症的优势，更谈不上疗效。倘若"龙阳"不够则需考虑茯苓 – 附子法，伴有明显血压升高、脉搏变缓、意识低迷、头痛剧烈、潮式呼吸（出入废、升降息）则应效仿《千金》还魂汤，首选并重用生麻黄（麻、桂比例与表郁的辩证关系宜与之前于太阳中篇所讲法式互参）以腾消表分水瘀闭阻而启神开窍，伴有三焦腑气不通者酌情选用甘遂剂、大黄剂之类以佐通脏气，阴阳之气互相接续，升降出入则得安泰。因颅内压增高导致患者频繁、剧烈呕吐，故给药方式宜浓煎汤药导引式灌肠或鼻饲，同时配以醒脑开窍法，按顺序针刺劳宫、合谷大叉刺、内关透外关、百会放血、人中、阳陵泉透阴陵泉、三阴交、太溪透昆仑、涌泉，三阴交务必施以高强度刺激，借助穴位的双重效应化补益肝肾为去菀陈莝之功。形态结构上思考受限时，大家不妨回归原始象思维去寻找能量上的暗示，这也就是中医所讲的"揆度奇恒"。

学生：书上说一些肾瘀血的患者可以出现少尿、血尿、蛋白尿，所以治疗慢性肾炎的时候可以考虑活血化瘀的思路吧，桂枝、茯苓、桃仁必不可少，附子用量这么大不会出问题吗？

耕铭：广安门医院的仝小林教授在治疗肾病的过程中尤为喜用抵当汤与真武汤的合方。至于量效问题，用量不同，它们的作用靶向截然不同，病位、病性是基础考虑，而量效问题是打破常规思路与临床局限的一把钥匙，是带动六经辨证飞升的灵魂。对于沉疴痼疾，即便有时方子考虑得很到位，但如果药量不够，达不到起沉疴的效果，是没有任何意义的。

大家课后也可以统计一下我的医案，绝大多数处方中茯苓用量最大，这绝非偶然。

● 庖丁解"茯苓"

　　这里我引用了《神农本草经》对于茯苓的药性阐释:"主胸胁逆气、忧恚、惊邪恐悸、心下结痛、寒热、烦满、咳逆、口焦舌干、利小便。"单单根据这一条,我们可以引申出很多内容。首先,要想彻底厘清药物与疾病发展之间的关系,就要搞清原文记载的一系列病理现象的病因是什么。时代是在发展变化的,古人与今人的发病原因可能已经随着社会环境与自然环境的改变而产生了些许差异,但这并不影响它们背后病理机制统一性的探讨。结合我们现代人的生存状态,我主要总结了两大病因:病理性应激反应与不良生活方式隐患的累积。以上两种病因具体到《本经》原文中则引起了水中毒(water intoxication)或脱水(dehydration)这两种水电解质代谢紊乱的基本形式,中医称之为"水饮""水痞""水逆""水滞"等,日本汉方则称之为"水毒",总归是"死水不去"或"活水不生"。

"死水不去"主要表现为水潴留，好发于脏腑空腔、组织细胞间隙和血管腔中，我们称其为"水中毒"；"活水不生"主要表现为细胞外液的水分相对减少，我们称其为"脱水"。而根据水、钠之间的相对比例，又可以将脱水分为低渗性脱水、高渗性脱水和等渗性脱水三部分。临床中"死水"与"活水"的发生与转变互为因果，往往存在着互为消长平衡、互根互用的生理关系，所以在自然病理状态下往往相伴随发生（排除非自然病理状态以及突发应激过程），这就是人体疾病发生与演变的系统性与整体性。由于低渗性、高渗性、等渗性以及脱水量与潴留量的双重病理性，它们所导致的水电解质紊乱伴随出现的多种病理现象也不具备明显的二元对立属性。例如中枢神经系统功能紊乱所导致的萎靡或者兴奋，高血压或低血压导致出现的体位性眩晕，脱水或潴水导致的发热或者恶寒，发热伴有汗出或不汗出、口渴或不渴、小便利或不利，水的重吸收与病理性外排等。

　　以上症状的罗列大致就是《本经》对于茯苓主治的论述。比如类似于中枢神经系统功能紊乱的"胸胁逆气、忧恚、惊邪恐悸"，类似于胸腹水潴留的"心下结痛、烦满、咳逆"等。由此我们得以推出茯苓在纠正水电解质紊乱过程中的重要作用。它本身是具有双重性的，关键茯苓并不仅仅是一种成分，更是一种功能复合物，仲景使用的药物经常会彰显出这种特色，于此我们还可以继续探讨下去。所以，在我眼中，《神农本草经》更像是一部中药"解剖病理学"，我们实际上缺的是中药"病理生理学"，而这两者之间过渡的完成，古人的实践经验或许已经流失，但我们或许可以从《伤寒论》中寻找线索。

同时，以上病证的治疗形式应该全是汤剂。我认为要使茯苓与其他药物充分发挥"七剑合璧"的作用，就要经过高温煎煮的"浴火重生"。而以水作为载体的服药方式则需要中药的"驾驭"同时配合人体的能量运作程式以发挥水作为溶剂的定向作用（强调一下，五苓散并未在《康治本》中出现过，可以考虑非仲景原始组方，故不在我们考虑的范围内）。再者，强调一下化验单对于临床诊断的重要意义，根据血钠的升高或降低，我们也可以进一步推测人体内水钠代谢的情况。

● 茯苓配伍不简单，抽丝剥茧次第参

学生：关于茯苓的配伍可以继续给我们串下去吗？

耕铭：好的。针对以上的水中毒，为了方便理解起见，我尝试把三焦膜腠按病理次第粗略地分为三个病期：

当水中毒牵扯到肺生理过程的异常时，患者可能会伴有咳嗽、胸闷、哮喘、尿失禁等症状，考虑用茯苓－麻黄法，如果患者体质比较虚弱，加之心功能不全的话，考虑用茯苓－杏仁法；

当水中毒集中出现在中焦脾胃时，患者可能会出现呕吐、下利、腹痛的现象，西医诊断中也常伴有 DOB（幽门螺杆菌阳性）的升高、慢性胃炎的发生，考虑用茯苓－苍术法；

当水中毒进一步深入，连带以上两个病期的同时出现了精神方面的异常焦虑与过度敏感时，考虑用茯苓－半夏法，这个病期水毒开始出现功能性"凝聚"现象（而非形态学改变），比如半夏厚朴汤的梅核气、钾代谢紊乱导致的麻痹性肠梗阻等，水毒也变得比较

顽固，久而亦会出现水毒郁而化火的"火半夏人"体质。

这里给大家看一张典型的"火半夏人"舌象（扫码看图3），患者是山东农学院六三级林学系的一位元老级大学生，一生经历坎坷，半世风云超乎常人想象，晚年患的就是典型的功能性梗阻，脾气很不好，纠结焦虑得很，给家里人带来了极大的精神压力与负担，我就尝试采用了大黄附子细辛汤合四逆散合茯苓－半夏法，单付药中茯苓用了90g，半夏用了60g，3年的毛病用4剂药就给减轻了一半，患者排出的大便夹有许多清水黏液样物质，

图3 "火半夏人"舌象

后来以桂枝加芍药汤立法做加减治疗，服药40余剂后遂告愈。

针对脱水现象，根据脱水程度的不同，主要有三种配伍形式：脱水程度较轻可以考虑茯苓－甘草－大枣法；进一步加重可以考虑茯苓－人参法；严重脱水必须配合输液，在古代仲景用的是人尿与猪胆汁。根据功能衰退的方向不同，也主要有三种配伍形式：引起神经体液调节功能紊乱考虑茯苓－柴胡法；中土脾阳不固津液失运考虑茯苓－干姜－甘草法；肾阳不固而伴有多脏器衰竭考虑茯苓－肉桂－附子法。

实际上，我们中医往往将水饮归结于肺、脾、肾三者主司水液代谢的问题，这其实与病生理的酸碱平衡紊乱（acid-base disturbance）原理是相类似的，本身就是人体体液至关重要的特质。体液的分配问题、内环境的酸碱平衡问题都是许多慢性痼疾后期的继发性改变（与脱水、水中毒相似，水电解质紊乱与酸碱平衡紊乱往往也是相伴发生，互相影响，具体机制留给大家自行思考），一

且发生，就会使病情更加严重和复杂，甚至危及患者的生命。

　　娄绍昆的老师张丰先生就曾说过："《伤寒论》里有关死亡的条文所论述的病况，用现代医学的眼光来看，好多死亡的病例不是死于疾病，而是死于水和电解质平衡的失调。"所以，后世所谓的"敛元固脱，维系阴阳"，其实就是调平水和电解质平衡。因此，人体的内环境稳态是许多疾病治疗成败的关键。

● 栀子豉汤之"虚烦"谓何

76.发汗后，水药不得入口为逆，若更发汗，必吐下不止。发汗吐下后，虚烦不得眠，若剧者，必反覆颠倒，心中懊憹，栀子豉汤主之；若少气者，栀子甘草豉汤主之；若呕者，栀子生姜豉汤主之。

栀子豉汤方

栀子十四个，擘　香豉四合，绵裹

上二味，以水四升，先煮栀子，得二升半，内豉，煮取一升半，去滓，分为二服，温进一服，得吐者，止后服。

栀子甘草豉汤方

栀子十四个，擘　甘草二两，炙　香豉四合，绵裹

上三味，以水四升，先煮栀子、甘草，取二升半，内豉，煮取一升半，去滓，分二服，温进一服，得吐者，止后服。

栀子生姜豉汤方

栀子十四个，擘　　生姜五两　　香豉四合，绵裹

上三味，以水四升，先煮栀子、生姜，取二升半，内豉，煮取一升半，去滓，分二服，温进一服，得吐者，止后服。

77. 发汗若下之，而烦热，胸中窒者，栀子豉汤主之。

78. 伤寒五六日，大下之后，身热不去，心中结痛者，未欲解也，栀子豉汤主之。

这三条放一起讲。建议大家先把第76条第一句括出来，我考虑这是后人对这一条的二次发挥，在《康治本》里是没有这句的。往下我们对照77、78条一起看。

根据"心中懊侬""烦热胸中窒""心中结痛"这三个类证，可以看出栀子豉汤的病位在胸中，集中在食管、呼吸道、心包等附近的区块内出现了炎症。因为有炎症，患者就会难受，甚至会"反覆颠倒""不得眠"。因为这个区域比较模糊，说胃不像胃，说心脏也不像心脏，有的患者很难受却又说不出是什么感觉。条文里的"虚烦"不要以为是因虚而烦，这里的"虚"，是相对于阳明里实热之"实"而言的，它们都是实热证，只不过一个是无形之炎症，一个是有形之实热积聚（承气汤证、陷胸汤证等）。

我姥姥曾经出现过类似的情况。她平素就是典型的泻心汤证，心下痞得很，患有胃窦炎。有一次犯病觉得从胃口到心脏附近都异常难受，但又说不出来什么感觉（心中懊侬），连续两三天，症状越来越重，舌下含服麝香保心丸（苏合香丸减味方）症状依然不

减，说胀不胀，说疼也不疼，犯病前肩凝特别厉害（气上冲），并且伴有失眠（虚烦不得眠），口干口苦，两眼灼热，发病时浑身出虚汗，喘气也费劲（剧则烦热胸中窒）。电话里跟我形容也说不清楚，去医院急诊什么也没查出来，回来又接着犯，家里人也都跟着干瞪眼着急。我当时就明白了，同时考虑到了柴胡加龙骨牡蛎汤的"胸满烦惊"，开了一张方：

肉桂 25g，桃仁 15g，白芍 15g，北柴胡根 20g，生旱半夏 15g，云茯苓 30g，生甘草 10g，干姜 15g，生栀子 15g，淡豆豉 15g，黄芩 15g，黄连 5g，厚朴 15g，枳壳 10g，大枣 20g。5 剂。

喝完 2 付，病也不犯了，整个人舒服了许多。考虑到姥姥之前犯过好多次，我又单独给她开了应急泡水冲服的散剂：

肉桂 10g，生甘草 5g，生栀子 5g，淡豆豉 5g。

告诉她一旦出现肩凝、胸闷、眼灼热等类似于"气上冲"的表现，并且伴有明显失眠和便秘时，就赶紧冲服顿服。之后一直在我家住着，再也没犯过。

这种病说怪也不怪，我是没少见，西医叫作神经性心悸亢进症或者神经性心绞痛，一旦牵扯"神经"，医生也就没招儿了。无独有偶，我舍友老郭的姥姥也曾经犯过。去年大约考试周的时候，我们通过微信视频进行网诊，当时那种犯病的感觉也形容不出，整个人十分焦虑。当时我开的就是小柴胡合奔豚汤合栀子豉汤，四包药后大为改善。

后世对栀子的功效有所延伸，认为栀子可以清三焦湿热以及头面部的炎症，可以参考。另外还要注意一下豆豉，临床上也可以用连翘来代替，效果也很好。

往下继续看。这里的"少气"说的有点儿笼统，我们还要具体分析，断不可从"补中益气"看起。"呕者"，栀子豉汤加生姜，当然也可以用半夏。

学生：那么甘草在这里是缓急迫的吗？

耕铭：可以这么理解，栀子豉汤证的患者在发病的时候可以表现为胸中闷乱、喘气急促，加入甘草可以起到缓急迫的作用。甘草这味药可以修复溃疡、破损的黏膜，缓和诸多急迫症状，抑制汗、吐、下，防止津血过度损失，还能够解毒。药王孙思邈还有一个偏方，如果患者对药物不耐受，入口即吐，那就给他大剂量顿服单味甘草汤。唐步祺也有类似的经验，如果前医屡治不效，患者又长期服药，初诊他会给患者处以大剂量单味甘草汤，以解体内残余药性和药毒，而后再进行论治。

● "九鼎右归饮"诞生记

耕铭：

　　这是 5 年的病，最后也给治好了。患者还不到 40 岁，正处于人生和事业的黄金期，你不知道恢复她的生活质量她会有多开心，这就等于重新活了一遍。这位老师跟我反馈吃完膏方感觉还不够，瓶子都给刮得干干净净的。我说要不再给你扫扫尾？之后又给她开了我的自拟方——九鼎归宗饮加减：

　　北柴胡 90g，肉桂 90g，熟附片 90g，生甘草 60g，茯苓 120g，苍术 90g，干姜 75g，清半夏 90g，白芍 90g。

　　上诸药共研粗粉，一次 1 ～ 2 勺放入茶包中，开水煮沸 30 分钟后服用，一天 2 次，早晚空腹各温服一次，此为一个月的量。

　　通过这则病案，你就会知道有时峻猛药物合用的起沉疴大手笔在临床上是有必要的。只有真正学好《伤寒论》，方药在手，玩转六经，临床上才能神妙无方，胸有成竹。

梦回杏林:

老师很重视"少阴、少阳、太阴"三经啊!

在中医圈儿里转悠,感觉有不少医家选方用药寒温补泻的倾向跟自身的体质有密切的联系。

古代可能也是这样的吧!李东垣是个文弱书生,家境很好,当地首富,想必其体型白胖,不然不会这么喜欢用黄芪,喜欢用风药,阴枯瘦黑、水不涵木之人怕是无福消受其方中剂量不小的闭邪助火的黄芪、升散温燥的风药。

真武汤本名叫玄武汤,玄武是北方的水神,就是负责镇寒水的,所以这个方子5味药中4味阳药1味阴药,而且这5味药分主五脏之水:茯苓(心)、白芍(肝)、苍术(脾)、生姜(肺)、附子(肾)。

我觉得经方中由小柴胡汤去炙甘草,加龙骨、牡蛎、茯苓、桂枝、铅黄组成的柴胡加龙骨牡蛎汤是最适合作为治疗现代人情志性疾病、生活方式病、代谢障碍病的基础方。

从六经病上看,方中包含的桂枝去芍药汤(减炙甘草)可以解太阳;小柴胡汤可以解少阳;生大黄可以解阳明,适当化裁可以用于三阳同病。而人参、大枣又可以兼入太阴脾;桂枝、茯苓兼入少阴心。

从病机上看,肝胆气郁(小柴胡汤)、心脾阳虚(苓、桂、参、枣)、痰湿血瘀(姜、夏、大黄)、热扰心神(龙、牡、苓、黄)这四大病机都囊括其中了。

但此方镇惊坠痰有余,健脾理气、滋阴养血两个方面略显不足,可以去掉生龙骨、铅丹,桂枝改用肉桂,生大黄改用制大黄,再加枳壳、白术、白芍，一共 13 味药作为基础方。

兼有阳明腑实者，可改用生大黄并加厚朴、芒硝；偏于血分瘀热者，可将白芍改为赤芍并加丹皮、桃仁；偏于肝胃郁热者，可加黄连、栀子；偏于阳虚湿滞者，可加附子、厚朴；偏于阴血不足者可加当归、生地。

老师的九鼎归宗饮仅 9 味药，够精练，有经方的风骨！

个人分析此方走的是扶阳路线，可以比喻成金庸武侠江湖中的"九阳神功"，适合于阳衰阴实、肝郁脾虚、饮溢痰凝之证，适用于体型中等偏胖的代谢障碍性疾病后期虚损寒化阶段。

不适用于热病初愈气津两伤、平素体瘦阴虚火旺、虚劳日久阴阳俱损、瘀热积滞、浊毒腑实等类型的慢性病。

如果从方效上来命名，我觉得"九鼎右归饮"似乎比较贴切。

耕铭：

老师看透我的思路了。经方就是这样大刀阔斧而又不拖泥带水。临床上慢性病的早期治疗我开的方子一般会比较大，待患者调养将息慢慢恢复后，我会逐渐砍药，这个时候就不追求过于厚重的药魂了，随证裁化出几首小方给患者扫尾巴就好了。但对于急性病，我开药一直限制在 10 味以下，而且单味药用量也比较大，一般按照一两等于 10 ～ 15g 来算，追求立竿见影，能 1 剂解决，绝不用 2 剂，这样患者也痛快。总之标本问题，临床宜灵活看待。

最初的九鼎归宗饮是这样设计的：

北柴胡 3g，肉桂 3g，酒大黄 2g（单包），熟附片 3g，黄芩 3g，茯苓 6g，干姜 2g，生旱半夏 3g，白芍 3g，甘草 2g。

研细粉，此为一天的量，500mL 沸水煎煮 25 分钟，停火后趁热兑入大黄粉，早晚空腹分两次温服。

这是一个贫困的患者启发我的。因为患者生活拮据，所以就反复琢磨出了这么个"四不像"来。后经临床的反复实践与验证，逐渐成了我在慢性病后期调理的主打方。根据不同的体质和病理状态，方子可以灵活化裁。

梦回杏林：

有些医家初诊善于抓主症，集中药力针对核心病机，首先解决患者当下最突出、最痛苦的问题。

临床医生一般都有几套自己总结或者借鉴修改出来的"基础方"。

久病入络、痰瘀互结、虚实夹杂，慢性病的病机复杂，很多时候确实需要用到"大围方"，药多量小，而急性病病机单一，处方小，药少量重。

zhangmujing：

梦回杏林老师对张君的方子解得颇为透彻，又颇多发挥，谢了！我想，梦回杏林老师应是杏林之老手，而张君则应是初生之牛犊，却又给人以颇为老到之感！两位必将成大医，此中医之幸也！

步步皆妙法，处处见生机
——小柴胡汤条文趣解

96.伤寒五六日中风，往来寒热，胸胁苦满，嘿嘿不欲饮食，心烦喜呕，或胸中烦而不呕，或渴，或腹中痛，或胁下痞硬，或心下悸，小便不利，或不渴，身有微热，或咳者，小柴胡汤主之。

小柴胡汤方

柴胡半斤　黄芩三两　人参三两　甘草三两,炙　半夏半升,洗　生姜三两,切　大枣十二枚,擘

上七味，以水一斗二升，煮取六升，去滓，再煎取三升，温服一升，日三服。

若胸中烦而不呕，去半夏、人参，加栝楼实一枚；若渴，去半夏，加人参，合前成四两半，栝楼根四两；若腹中痛者，去黄芩，加芍药三两；若胁下痞硬，去大枣，加牡蛎四两；若心下悸，小便不利者，去黄芩，加茯苓四两；若不渴，外有微热者，去人参，加

桂枝三两，温覆微汗愈；若咳者，去人参、大枣、生姜，加五味子
半升、干姜二两。

　　这条非常重要，我们可以引申出很多东西。"伤寒五六日"，有
太阳转出少阳区块的可能。"往来寒热"，这个症状很重要，强调了
少阳病中柴胡类方群背后的病理本质——正邪交争。此时邪气不再
潜伏，正气来复却未占主导地位，二者僵持不下，处于疾病转归的
过渡阶段，患者的病情可能向愈，也有可能加重，治疗上扶正与祛
邪同等重要。条文中的"往来寒热"并不单单代指发热恶寒交替进
行的状态，我们还可以继续引申，比如情绪的极不稳定、较长时间
的体温不正常、发病时阴阳属性（寒热、表里、上下、虚实）的交
互错杂等，患者的病理表现不外乎都是"一阵一阵"的。

　　再看"嘿嘿不欲饮食"。"嘿嘿"本义为患者出现感官障碍，比
如味觉、嗅觉、听觉等的钝感，也可以引申为情绪上的诸多问题，
患者可能表现出情绪上的极不稳定。有经验的消化科大夫或许都知
道，消化科病房里的许多患者情绪都很不稳定，容易消极抑郁，抑
或烦躁易怒，这也是少阳区块消化系统有问题的重要指征，而从消
化系统论治诸多内分泌系统疾病也是少阳病治法的一大亮点（个人
体系中将消化系统看作是内分泌系统的外环境，此即《内经》所谓
"有诸内者必形诸外"是也）。"不欲饮食"也是消化系统的问题，
历代注家都认为是"肝脾不和"。"心烦喜呕"中的"心烦"代表的
可能是消化系统炎症，也有可能是情绪烦躁易怒，"喜呕"反映出
患者可能伴有肝胆系统疾病或者出现了肠胃功能紊乱。

"胸胁苦满"反映的是病位（扫码看图4）。它的病位投射区关系到问诊和叩诊的导向性，应该引起我们的注意。首先是"胸胁"，是"胸之胁"还是"胸与胁"呢？大家再看99条，原文具体提到过"胁下满"，所以我觉得96条的"胸胁"相

图4 "胸胁苦满"腹诊图

对于99条的"胁下满"强调的可能是胸与胁两个病位，"胸"更偏重于心系、肺系以及联系它们的焦膜系统。"胁"呢，就是我们说过的肝胆胰脾胃投射区。所以这里的"胸胁"应该是一种并列关系，"胸胁苦满"也可以看成是"胸苦"与"胁满"的双重含义。"胁满"是小柴胡汤的正症，而"胸苦"呢，我个人认为小柴胡汤去黄芩易栀子可能更为合适，这里供同道参考。

　　后面的或然症背后的病理本质也都是一样的。少阳枢机不利导致的便秘、下利、小便不利、水液代谢异常、虚火上炎等都有用到柴胡剂的机会。再看看小柴胡汤的组方，配伍很精致，攻补兼施，寒热并用，伏邪的"托清"思路彰显无遗。柴胡苦平，气质轻清，疏解少阳郁滞；黄芩苦寒，清少阳之郁热；半夏燥化水毒，消痞散结；甘草、生姜、大枣固护脾胃中州；人参亢奋阴液。

　　柴胡以产自于甘肃、内蒙古的北柴胡根的效果最好，药理学研究认为它能够促进人体的细胞免疫功能（当然要辩证看待，开中药不能被西医药理弄糊涂了，一定要在中医的传统辨证下拿捏处方用药），也就是促进"正气来复"。注意柴胡用量，半斤也就是八两，大约120g，用量不小，所以对于急危重症尤其是机体免疫功能紊乱的患者柴胡量宜大不宜小，常规用量20～30g，慢性病也得10～20g，急性感染期起码40g。

叶天士曾有"柴胡劫肝阴"一说，我认为这是不客观的，个人臆想不能代表客观情况。有人用完柴胡剂有时的确会出现一些不适反应，但只要对症，那可能是柴胡剂活化机体免疫与代偿反应的缘故，类似于"必蒸蒸而振，却复发热汗出而解"的瞑眩反应临床上屡见不鲜，这是少阳区块疾病向愈的常见表现。

国医大师裘沛然在《裘沛然医论医案集》里也曾说："就以柴胡一药而言，通过学习，深知从前所谓'柴胡劫肝阴'其说之非，一般医家多以头目眩晕为肝阳上亢，柴胡劫肝阴，故为禁药，然在大论中以小柴胡主治口苦、咽干、目眩，所谓目眩，即今之头目眩晕，仲景却以柴胡为首选药，我以后开始以仲景法用于临床，屡效不爽，始悔过去之偏见。"实验研究发现，柴胡具有较好的抗脂肪肝、防止肝细胞损伤和坏死、修复肝细胞、降低转氨酶的作用，柴胡中所含的柴胡皂苷能增加肝内蛋白质的合成，提高肝糖量，增加肝内肝糖原的存储，从中医学的角度看，蛋白质、肝糖原乃有形物质，当属于阴，包含在中医所说的肝阴范畴内。

● 辛追夫人与胆心综合征
——从临床角度解构大柴胡汤

103.太阳病，过经十余日，反二三下之，后四五日，柴胡证仍在者，先与小柴胡。呕不止、心下急，郁郁微烦者，为未解也，与大柴胡汤，下之则愈。

大柴胡汤方

柴胡半斤　黄芩三两　芍药三两　半夏半升,洗　生姜五两,切　枳实四枚,炙　大枣十二枚,擘

上七味，以水一斗二升，煮取六升，去滓再煎，温服一升，日三服。一方加大黄二两，若不加，恐不为大柴胡汤。

大柴胡汤是首好方。经方大家胡希恕晚年出诊喜欢提溜着大茶壶喝茶，开的方子也经常是大柴胡汤加减，人送雅号"大柴胡（大茶壶）"。大柴胡汤实际上源于小柴胡汤的加减，仔细瞧瞧你会发

现，大、小柴胡汤以及后面要讲的半夏泻心汤、生姜泻心汤、甘草泻心汤都是由 7 味药组成的，"7"到底是一种什么意象呢？留给大家课后思考。

大柴胡汤证在小柴胡汤证的基础上出现了消化系统的挛急疼痛和急性炎症，故在小柴胡汤的基础上去掉了甘草和人参，换成了芍药和枳实。我推测这张方子应该是古时张仲景用来治疗食物中毒的主方，因为古代的生活卫生水平有限，发生食物中毒应该是常有的事。临床上我认为大柴胡汤没有去甘草的必要，加上甘草之后在整张处方中就多出了一个芍药甘草基的构成，可以增强缓急止痛的疗效，对于胃肠道的痉挛、急性肠梗阻、腹膜炎、胰腺炎、阑尾炎等消化系统急症的效果是可以肯定的，其中止痛靠的就是芍药和枳实。枳实破气行滞、消积导滞，主要用来治疗气滞胀痛。

注意一下方后注，"一方加大黄二两"，林亿认为这个方子应该是有大黄的，大黄去菀陈莝，通腑泻浊，如果患者兼有阳明里实热象或者典型的毒素淤积伴有发炎倾向，我们可以考虑加上大黄（也可以配合少量黄连），它本身也具有很强的清热消炎镇痛的效果。同时大黄配伍枳实、芍药、茯苓，是我们用来利尿排石的经验药对。曾经治疗过一例胆结石患者，患者素有泥沙样胆结石、肝囊肿，患者服药一个多月后开始排石（对于卵石型胆结石，建议正规手术治疗，因为中药排石可能容易导致卵石型结石划破括约肌而引起腹膜炎，泥沙型结石则不会出现此种隐患。总之临床上务必要结合西医诊断，这是我反复强调的）。如果没有芍药，患者排石过程中容易因平滑肌挛急而引起不必要的疼痛。

大家还要注意一下条文中的"呕不止，心下急"，这并非小柴胡汤误治所致，而是在服用小柴胡汤的基础上激化正邪交争而出现了病程转归，由此仲景急中生智，在原先小柴胡汤的基础上重新组出了一张大柴胡汤方。

不知大家对初中历史课本里曾经记载的马王堆汉墓出土的辛追遗体还有印象否？这具 2100 多年前的尸体出土时全身润泽，皮下软组织柔软而富有弹性，关节尚可活动，完全没有任何腐烂，胶原纤维与刚去世时相似。据病理推断，辛追夫人的死因为"真心痛"，去世时年约 50 岁。从现代医学的角度来看，这种"真心痛"其实是由于辛追本身的"胆心综合征"引起的。什么是胆心综合征？胆心综合征是指胆道系统疾病（胆囊炎、胆结石等）通过神经反射引起冠状动脉收缩，导致冠状动脉供血不足（供氧需氧失衡），从而引起心绞痛、心律不齐，甚至心肌梗死等症状的临床综合征。临床主要表现为先有胆系疾病再继发心脏症状；患者心前区有程度不同的闷痛或绞痛，每次发作时间较长，有的可持续数小时，常有心悸、心跳不规则及心电图出现心肌缺血改变，心脏症状多由吃油腻食物或情绪激动而诱发。发生机制主要为心、胆同受植物神经支配，二者在胸 4、5 脊神经处有交叉，当胆囊感染，胆道阻力增加时，放射性引起冠状动脉收缩，同时胆石症与冠心病的发生与脂质代谢失衡密切相关。

我们可以借此还原当时的事发现场：作为"尊容人"的辛追夫人因长期肥甘无度与肝气郁结（有这么一类人，心情不好就会疯狂吃东西）而导致少阳枢机不利，进而引起自身的脂质代谢障碍，出现了冠心病、动脉粥样硬化、多发性胆石症等多种慢性疾病。患有胆石症的辛追夫人本身胃肠道的消化功能就不佳，所以本应节制油腻、生冷、高糖类食物的摄入，但却出于贪吃，一不小心摄入了太多高糖的甜瓜（尸检发现辛追夫人的食管、肠胃内有多达 138 粒半甜瓜子），进而引起了胆石症的复发（《孙真人食忌》中这样记载：甜瓜动冷疾。耕铭也有这样的体会，一吃甜瓜就会拉肚子），最终引起"胆心综合征"的发生，辛追夫人可能会出现"呕不止，心下急，郁郁微烦"的典型心脏与上消化道的症状，当是时，法当急予大柴胡汤和解少阳、涤荡邪滞，"下之则愈"，但限于发病时间、诊疗水平的问题，大柴胡汤在当时还未被创制或广泛使用，加之急性病发病急骤，辛追夫人最终不治而亡。

借此，我也想提醒大家，根据《柳叶刀》2017 年全球疾病负担研究结果显示，造成最多死亡人数的死因依旧为心脑血管疾病，而心脑血管疾病产生与发作最根本的诱因当推不良饮食习惯与不良情绪，而经方大家胡希恕早在 20 世纪就已明确指出冠心病多见邪实，胡老为此创制大柴胡汤合桂枝茯苓丸，用于诸多心脑血管疾病的治疗当中，每有效验，令人惊叹。课下我经常跟同学开玩笑说："大柴胡汤不会用，临床就学胡希恕！"

● 《伤寒论》"去滓再煎"之我见

柴胡类方与半夏泻心汤类方在条文中都有一个共同的煎法——去滓再煎，这比传统煎法多出了第二步浓缩过程。具体为什么这样，有人研究认为把药液加热浓缩以后，可以提高柴胡皂苷解热清肝的作用。这种解释也仅仅是限于柴胡剂，半夏泻心汤类方里并没有柴胡，可是煎法同样也是"去滓再煎"，这又作何解释呢？

我个人隐约觉得这种煎法是在暗示少阳区块下方剂结构的特殊性，但这种特殊性具体又与煎法有着怎样的联系，我又说不清楚。可能是阴阳属性的一种递进关系，也可能是药魂与病理次第的对应关系……

另外我们也可以发现两方中都含有半夏。半夏生于夏至日前后，禀气于天地从阳转阴之交界，宣开滑降，通调阴阳，在少阳枢机的两大核心方群柴胡剂群和半夏泻心汤群中都扮演着重要角色。同时仲景时代用的半夏全是清水洗过的生半夏，生半夏本身含有剧毒，况且原方用量不小，煎煮过程更是短不了。从现代药理研究看，生旱半夏剧毒成分是不易溶于水的，所以《伤寒论》里的半夏都是要事先反复清洗的，同时将第一煎的汤液滤去渍渣（将不易溶于水的有毒成分滤去），加之以二煎，目的是将生半夏表面的有毒成分除去并高温破坏，这说明张仲景当时意识到半夏黏液中的有毒成分对皮肤黏膜刺激性很大。由此，这种"去滓再煎"的独特煎法应该与半夏本身的属性密切相关，具体如何，大家课后还可以再做思考。

学生：师哥，那你临床上煎药都怎么煎呢？

耕铭：我把我诊疗纲目里的煎法发上来吧，大家可以参考。

药物煎法：

药物冷水浸一晚上，加水 1500 ～ 2000mL（加水不能太少，避免煎药过程中熬干糊锅，熬糊的药停止服用，另取新药熬制），煎锅半盖盖，大火烧开（留意冒锅），开后继续煮沸 40 ～ 60 分钟（有附子的药务必确保第一煎药物煮沸 60 分钟），将煎好的药液算出。二煎加水 500mL 左右，开锅后煮沸 15 ～ 20 分钟就可以，三煎同上。3 次药液混合，静置滤去药渣和浓稠的部分（非常重要，以免刺激喉咙和胃肠黏膜），取上层清液，分成三份备用，早上 9 点、下午 3 点、晚上 9 点各一份，加热温服。

注：外感记得温服覆取微似汗；

忌生、冷、水果，油腻肉食，辣椒腐乳等；

服中药期间最好停用西药，以免降低疗效；

服药期间出现身体不适或异常请及时联系。

药渣的处理：遵循中国传统文化的思路，"铜山西崩，洛钟东应"，人喝下去的药液跟药渣本是一体，它们虽然分开但仍有冥冥的联系，所以，尽量不要把药渣倒在下水道或垃圾堆里，而应撒到植物花丛之间作为沤肥滋养自然万物。这条虽无现代科学依据，但实际上也是有因果联系的。

● 关于柴胡加芒硝汤原文的质疑与思辨

104.伤寒十三日不解，胸胁满而呕，日晡所发潮热，已而微利。此本柴胡证，下之以不得利，今反利者，知医以丸药下之，此非其治也。潮热者，实也，先宜服小柴胡汤以解外，后以柴胡加芒硝汤主之。

柴胡加芒硝汤方

柴胡二两十六铢　黄芩一两　人参一两　甘草一两,炙　生姜一两,切　半夏二十铢,洗,本云五枚　大枣四枚,擘　芒硝二两

上八味，以水四升，煮取二升，去滓，内芒硝，更煮微沸，分温再服，不解更作。

柴胡加芒硝汤应当为后人所作，不是仲景的风格。这首方子的临证价值不是很大，单独在太阳篇搁上这一条有点儿画蛇添足。条文中的"胸胁满而呕"是在暗示少阳区块柴胡剂使用的可能性，

"日晡所发潮热"说明有加重热化的阳明病趋势。传统上认为应该用少阳与阳明合病的大柴胡汤来治疗，但是往下接着看，患者"已而微利"，没有典型的阳明腑实，这就不好办了。

当下我们需要知道的是"已而微利"到底作何解释？是上热下寒之虚利还是里热下注之湿热利？当然还有可能是后世所说的"热结旁流"，类似于现在的急性胆囊炎、胆道结石的急性发作期出现胆汁泻下的表现。后面的"此本柴胡证……潮热者，实也"都是后人的旁注，后人更是稀里糊涂，加上这句理解起来可就麻烦了。暂且抛开原方不说，针对第一种上热下寒之虚利我们可以用小柴胡去生姜易干姜加黄连汤，对于湿热利我们可以用小柴胡合葛根黄芩黄连汤或者白头翁汤，而所谓的"热结旁流"则有用到柴胡剂与承气汤合方的机会。

所以条文中给出的治疗方法我觉得是有问题的。"先宜服小柴胡汤以解外，后以柴胡加芒硝汤主之"，首先小柴胡解外就是个问题，前面也讲过，小柴胡本身没有解外的属性，这里的用词不严谨；其次整个治疗过程中连续用了两次小柴胡汤，第二次还是以合方的形式出现，治疗过程繁冗，更不符合常规，既然小柴胡汤已解其外，为何第二次治疗还要合用上小柴胡呢？

我们再看看柴胡加芒硝汤的原方。芒硝这味药之前也讲过，类似于大黄和石膏的复合体，不仅可以攻下，也可以清里热，另外还具有软坚的功效。仔细瞧瞧，柴胡加芒硝汤合大柴胡汤不就是小柴胡合大承气汤嘛，我们把这些方子拆开分析也就简单了，临床上也就可以灵活组方了，根本没有固守原方的必要。

● 扶阳重不在附子，而变通于干姜
——《康治本》回阳类方溯源

先看看《康治本》干姜附子基的演变过程：

干姜附子汤（干姜一两半　生附子一枚）→四逆汤（干姜一两半　炙甘草二两　生附子一枚）→通脉四逆汤（干姜三两　炙甘草二两　生附子一枚，《宋本》有"大者"，《康治本》无）

由此推导，以上的严重程度依次加重。老师认为干姜附子汤的峻猛之力大于四逆汤，我对此又有一些新的看法。首先是汤名的问题，既然四逆汤冠之以"四逆"，应该是仲景的一种着重强调作用，而干姜附子汤似乎没有；其次，如果说干姜附子汤的峻猛之力大于四逆汤，那么如何对比干姜附子汤与通脉四逆汤呢？既然仲景冠之以"通脉"，其力挽狂澜之力可见一斑，如果说干姜附子汤的峻猛之力大于四逆汤，那么《伤寒论》中应该还有一个通脉干姜附子汤，可现实却没有；最后，关于"顿服"的问题：在《康治本》

中，干姜附子汤原文下面是没有"顿服"二字的，同时对于急危重症，四逆汤也必然是要顿服的。由此可以看出，"顿服"并不是干姜附子汤特有的属性。

小张我冒昧地认为，《伤寒论》里的方子是有进化演变过程的，可以说一部《伤寒论》就是一部《四世同堂》，它是有年代感的，所以与其纠结于方子的横向对比，不如去细心体会《伤寒论》成方的纵向年代感。综合以上的思考，我推测，干姜附子汤是四逆汤类方之父，而甘草干姜汤是四逆汤类方之母。父亲授之以温阳之力，母亲授之以培土之性。

怎么去体会呢？

首先看干姜附子汤的"不呕不渴"。从原文来看，按理说对于没有出现的指征仲景是没有必要去写的，可仲景却又单单把这两个未出现在患者身上的指征写了出来。似乎他是想要强调什么，强调什么呢？患者的阴液未出现严重虚损，同时不需要肾上腺皮质激素来改善休克状态提高中枢神经系统的兴奋性，也没有调节机体水盐代谢和维持电解质平衡的必要。

再看四逆汤，无非是比干姜附子汤多了一味甘草，可是却多出了上吐下泻的典型的津液亡损的病理状态。也由此，根据后世的增补条文我得以推断出《伤寒论》的 29 条一定是有后人嵌注和错简的。反复推敲琢磨，最终"如履薄冰"地擅自对原文做了改动——若重发汗，得之便厥，咽中干，烦躁，吐逆者，四逆汤主之。这才应该是条文的原貌，否则 29 条绝对会起临床误导作用的。可见四逆汤多出的甘草不是凭空来的，而是来源于 29 条的甘草干姜汤。日本汉方家经过研究，明确指出甘草、干姜配伍对于阴性体质有明显的反津血亡失的作用（反汗，反吐，反下），由此仲景在干姜附子汤的基础上合上了甘草干姜汤来防止津血过度亡失也是理所应当的，我们后世则称其为培土筑本，固护脾胃中州（我也在《伤寒亦婆娑》的整篇连载里多次强调过脾胃中州的问题，这绝非偶然，而是必然，整部《伤寒论》就是一部古代集大成的"津液代谢论"）。

接着看通脉四逆汤。原文强调的是出现了四逆汤证津血的进一步耗损亡失，细看《康治本》原方，在四逆汤的基础上倍增了干姜，其他的都没变。难道没有同时重用生附吗（《宋本》里同时重用了生附）？很简单，我们仔细看看《康治本》里干姜附子汤、四逆汤、通脉四逆汤这三个汤的调服法，会发现煎煮时间是一样的，都是三升水煮取一升二合。当推知如果通脉四逆汤真的是加大了生附用量的话，其相对应的煎煮时间也应当随之加长，而条文中的煎煮时间却是一样的。另外，根据远田裕正的药基排列顺序的规律推演，我们发现通脉四逆汤和四逆汤虽然药味组成一样，但在《康治本》中的药物排列顺序却是不一样的，四逆汤中的干姜排在第二位，而通脉四逆汤中的干姜排在第三位，说明方子的变动就在于干姜的用量，而事实也是如此。这不得不引起我们的思考——或许仲景并没有着眼于生附的用量，此时重不在附子，而变通于干姜！再仔细琢磨琢磨甘草干姜汤、干姜附子汤、四逆汤、通脉四逆汤，似乎变来变去，有一味药始终就没被去掉过——就是干姜！

所以仲景冥冥之中一直强调的核心是干姜的应用，由此我们进一步推出，干姜对于生附的作用机制似乎有促进作用，单纯应用附子并不是仲景的特色（想想后世的参附汤），在附子与干姜的配伍中，干姜似乎更具有主导性的作用。20世纪二三十年代"中医科学化"思潮代表谭次仲先生就曾一针见血地指出:"附子强心,能治轻度心力衰竭,若重证非合干姜不为功。"所以,在通脉四逆汤中倍用干姜有两个原因,第一是增效生附的回阳之力,第二是加强甘草的固护津血的作用,也就是后世中医所说的培土建中州。老师所认为的干姜燥阴散阴仅仅是根据它辛辣的性味而体悟出来的,这还是比较肤浅的。服完干姜后的确会口干口渴,但这并不是耗阴的缘故,而是因为干姜能够抑制腺体的分泌。所以干姜法是仲景针对阴性体质的固阴大法(防止津血的急性损耗),加上甘草就会养阴,加上人参则会生阴。所以,如果说干姜附子汤是爸爸的话,甘草干姜汤就是妈妈,而干姜就是他们的孩子,也是整个四逆汤类方家族沟通联系的桥梁与纽带。

　　说到四逆汤类方这一大家子,还要谈谈《康治本》里剩下的两个"亲戚"——白通汤和茯苓四逆汤。白通汤是在四逆汤的基础上去掉了甘草加上了葱白,我在讲稿里将其类比为少阴病的葛根汤。如果单从条文上分析,此方应该是需要甘草的,所以大体推断,本方并非"原汁原味",可能是同时代的医生所作,抑或仲景从别处引用而来的。但我们也不能就此而忽弃它的价值,如果用原思维结合原条文与葱白的药证进行推演的话,我会考虑"桂枝人参法",加上肉桂、甘草与人参,就可以代替葱白的升阳止泻、宣阳解表的功效,考虑到了津血的"后备",疗效会更好。经方大家刘渡舟也强调过,对于较四逆汤指征严重的患者有用白通汤的机会,如果再想想对于白通汤的推演,实际上经过"桂枝人参汤法"完善后的白通汤更适用于四逆汤证伴有严重心衰和电解质虚损者,这是我的看法。至于白通加猪胆汁汤之类的方子,《康治本》里没有出现过,考虑当为后世所加。所以回归《康治本》原文，我们还可以考虑进一步完善一下条文——少阴病，脉沉者，宜四逆汤；脉沉而下利者，白通汤主之（两条条文合成一条，白通汤方在四逆汤方基础上加桂枝、人参）。

再来谈谈茯苓四逆汤，在四逆汤原方的基础上加了四两茯苓、二两人参，强调的是四逆汤证基础上出现了功能型电解质紊乱的证象。加了人参一方面亢奋津血（补充电解质），另一方面配伍附子从阴引阳；加了茯苓针对的是"虚阳浮越"背后的病理本质——功能型全身性电解质紊乱，细胞的内环境已经乱成一团了。之前梦回杏林老师也讲过，如果针对虚损型电解质紊乱可以加上人尿以迅速补充电解质，因为人尿和人体的体液是相似的，并且不必再经过肠胃的消化，直接经肠胃吸收进入人体，可以迅速恢复内环境稳态，起到"急则治其标"的作用。同时，考虑到"死水不去，津液不复"的道理，配伍茯苓利水渗湿，减轻心血循环的负荷，也恰恰迎合了西医治疗重症心衰的三个方针——强心，利尿，扩血管。可以说，茯苓四逆汤是治疗重症心衰的一张好方，李可老先生用了数十年经验总结了一张"破格救心汤"，在《伤寒论》里，似乎找到了更为简约大气的"张氏"处方。

我想，后世的药物加减千种万种；仲景的过人之处就在于不以药味取胜，而凭借"六经钤百病"的整合思想，在临床上也常常发挥着"四两拨千斤"的不可思议的疗效，没有最好，只有更好，趋于完美，止于至善。非取法仲景至高之境，不能独当急危重症之沉疴，既然有了"通脉"四逆汤之雏形，"通脉"白通汤、"通脉"茯苓四逆汤、"通脉"茯苓白通汤等，都需要我们后人在临床上的继续演绎与发挥。所以说到最后，还是一句话——仲景的《伤寒论》，后世的伤寒学，一人之奇，成百家之美也。

附：需要参考的《康治本》原文

发汗，若下之后，昼日烦躁不得眠，夜而安静，不呕，不渴，脉沉微，身无大热者，干姜附子汤主之。

干姜一两半　附子一枚，生用，去皮，破八片

上二味，以水三升，煮取一升二合，分温服，再服。

伤寒脉浮，自汗出，小便数，心烦，微恶寒，脚挛急，反服桂枝汤。得之便厥，咽中干，烦躁，吐逆者，与甘草干姜汤，以复其阳。

甘草四两，炙　干姜三两

上二味，以水三升，煮取一升二合，去滓，分温再服。

少阴病，脉沉者，宜四逆汤。

甘草二两，炙　干姜一两半　附子一枚，生用，去皮，破八片

上三味，以水三升，煮取一升二合，去滓，分温再服。

少阴病，下利清谷，里寒外热，手足厥逆，脉微欲绝，身反不恶寒，其人面赤色，或腹痛，或干呕，或咽痛，或利止脉不出者，通脉四逆汤主之。

甘草二两，炙　附子一枚，生用，去皮，破八片　干姜三两

上三味，以水三升，煮取一升二合，去滓，分温再服。

少阴病，下利者，白通汤主之。

葱白四茎　干姜一两半　附子一枚，生用，去皮，破八片

上三味，以水三升，煮取一升二合，去滓，分温再服。

发汗，若下之后，烦躁者，茯苓四逆汤主之。

茯苓四两　甘草二两，炙　干姜一两半　附子一枚，生用，去皮，破八片　人参二两

上五味，以水三升，煮取一升二合，去滓，分温再服。

● 亢则害，承乃制
——由川普想到的桃仁承气汤

106.太阳病不解，热结膀胱，其人如狂，血自下，下者愈。其外不解者，尚未可攻，当先解其外；外解已，但少腹急结者，乃可攻之，宜桃核承气汤。

桃核承气汤方

桃仁五十个，去皮尖　大黄四两　桂枝二两，去皮　甘草二两，炙　芒硝二两

上五味，以水七升，煮取二升半，去滓，内芒硝，更上火微沸，下火。先食温服五合，日三服，当微利。

桃仁承气汤是仲景用来治疗瘀血的好方，核心药物有3味：桂枝、桃仁和大黄，是具有仲景特色的药物配伍法式，专门用来活血化瘀。服完此方后，患者经常会解出黑色大便。在给我姥姥开的膏

方里，光桃仁就用了将近 800g，服药期间姥姥反馈胸胁有时伴有刺痛，排出的大便也特别黑，这些都是瘀血外排的表现。瘀血为患我们还要着重看一下舌头，尤其是舌侧，如果舌侧有明显瘀点的话，说明患者的少阳区块是夹有瘀血的，这也是应用血府逐瘀汤的一个典型指征。

桃仁承气汤里的桃仁、大黄都能通便，也能祛瘀，瘀血从大便而解，这就是顺势而为。包括杏仁，也可以润肠通便，同时可以宣肺平喘，这里面就暗含着"肺与大肠相表里"，所以仲景比较偏爱使用桃仁、杏仁这两味药。杏仁本身也具有一定的祛瘀作用，胡希恕先生善用大柴胡汤合桂枝茯苓丸治疗瘀血阻络的实性哮喘，我觉得，在此基础上加上少量麻黄，再加上与桃仁等量的杏仁，疗效可能会更好。之前讲过，桂枝能够促进心血循环，在此基础上配伍大黄、桃仁，这就是仲景的特色，专门用来活血化瘀，同时可以矫正药物之寒，防止寒凉伤胃。桃仁承气汤里还有芒硝，芒硝是大黄和石膏的复合体，说明患者体内瘀血比较顽固，且伴有瘀久化热的倾向。

我们看一下煎服法。"以水七升，煮取二升半"，这句话很重要。七升水煎成二升半需要的时间比较长，这时大黄泻下的力量也相对减弱了许多（煎服法后的"当微利"也同样说明了这一点），说明仲景设此方并非专为通腑实，主要还是为了祛瘀血。所以，承气汤里的"承气"二字（《伤寒论》中有四首承气汤类方）并不仅仅局限于肠道的通矢气，广义上来讲应该是通达气机，承清启浊的意思。这也暗含了《内经》里"亢则害，承乃制"的病理与诊疗的链锁状反应，包括承气汤在内的诸多立法处方实际上也构成了具有仲景特色的反射性诱导疗法。

再看看条文。"热结膀胱"就是血热互结于下焦的意思。"其人如狂"提示我们很多精神疾病都是由瘀血导致的，胡希恕先生就擅长使用桃仁承气汤治疗许多精神疾病，被国民戏称为"表演狂""占有狂"与"喜怒无常狂"的现任美国总统特朗普或许真的如黄煌老师所说——是一个典型的"桃仁承气汤"人。之前讲过，水饮为患也会导致诸多精神疾病。"其外不解者，尚未可攻，当先解其外"是后人的旁注，还是要灵活看待。桂枝在这里也不是解表的，而是配合大黄、桃仁活血化瘀的。"少腹急结"就是在髂前上棘和肚脐附近，偏于左边腹股沟这个地方，让患者腹部放松后把腿蜷起来，然后做深度按压（或用力摩擦滑过），患者会有明显的挛急反应，诸如双下肢突然抽动，伴有明显的拘挛疼痛不适感。日本汉方家认为左少腹急结的患者偏重于瘀血体质，而右少腹急结的患者则偏重于水毒体质。这似乎与中医"肝生于左，肺藏于右"的藏象理论有一定的联系，肝藏血，肺通调水道，左血右水，我是这么理解的。

定水澄清，心珠自现
——神奇的柴胡加龙骨牡蛎汤

107.伤寒八九日，下之，胸满烦惊，小便不利，谵语，一身尽重，不可转侧者，柴胡加龙骨牡蛎汤主之。

柴胡加龙骨牡蛎汤方

柴胡四两　龙骨　黄芩　生姜切　铅丹　人参　桂枝去皮　茯苓各一两半　半夏二合半，洗　大黄二两　牡蛎一两半，熬　大枣六枚，擘

上十二味，以水八升，煮取四升，内大黄，切如棋子，更煮一两沸，去滓，温服一升。本云柴胡汤，今加龙骨等。

柴胡加龙骨牡蛎汤其实就是小柴胡汤的加减，在小柴胡汤的基础上少了甘草多了龙骨、牡蛎、桂枝、茯苓、大黄和铅丹，尾台榕堂在《类聚方广义》中认为原方应该加上甘草，这样既保证了小柴胡汤原方的组方架构，同时又暗含了桂枝甘草龙骨牡蛎汤和桂枝去

芍药汤的方基。

原文中的"胸满"强调的不仅仅是病位，更是一种病机，可能是少阳枢机不利导致的"胸胁苦满"，也有可能是心部于表的阳气虚损导致的"脉促胸满"。"小便不利"很关键，把它和桂枝、茯苓联系起来，在这里强调的可能是水饮为患。刚刚也讲过，情志病与瘀血、水毒的关系最为密切。桂枝温阳化气，促进心血循环，茯苓利水渗湿，二者一动一静，相辅相成。"谵语"可能是阳明腑实导致的，所以方中加了大黄以通腑泻热。"一身尽重"说明患者的三焦焦膜可能是有湿浊的，"不可转侧"强调的是少阳经循行出现了气机阻滞。黄煌老师把少阳经的循行称之为"柴胡带"，在这附近出现异常考虑有用到柴胡剂的机会，诸如坐骨神经痛、银屑病、带状疱疹、耳鸣、红眼病、腮腺炎、偏头痛、颈椎病、瘰疬、失荣、肩周炎、肝炎等，范围可以说是很广的。

这里我想起了一个症状，之前在姚梅龄的中医症状鉴别课里接触过——侧卧则上半身汗处，是由于水饮阴邪流注腠理，郁而化热，进而引起气机升降调达失常所导致的汗出偏沮。这种情况也曾经出现在我们学院 2017 级的一位小师弟身上，侧卧则明显，仰卧则无异常，同时伴有比较频繁的梦遗。由于疾病的特殊性，使我不自觉地想到了柴胡加龙骨牡蛎汤这一条，我对此的思考是少阳区块夹湿夹郁合太阳经气不利，当时处以柴胡龙骨牡蛎汤去大黄、黄芩、铅丹合麻杏薏甘汤而治愈。

原方中的铅丹我们现在临床上很少会用到，因为本身有毒，现代药理已经认识到铅对骨髓造血有抑制作用，如果患者贫血更应该慎用。牡蛎在临床上常用，可以软坚散结、潜阳宁神。它本身生活在海底，聚沉的力量很强，可以引能量下行。"定水澄清，心珠自现"，这句话放到这里我觉得很贴切。牡蛎本身的药魂集中作用于海底轮，适用于牡蛎指征的患者也大多缺乏安全感而又极度敏感，生殖系也会相应出现能量上的不平衡，这大概可以理解为"恐伤肾"吧！18世纪的意大利情圣——贾科莫·卡萨诺瓦，自称一生中有116个情人，其中不乏叶卡捷琳娜大帝这种显赫人物。据说卡萨诺瓦为了维持自己的性能力，每天要吃40个生蚝。

　　大家注意一下牡蛎后边的"熬"字，大多数参考资料都认为是"炒"的意思，这样可以起到去腥的作用。我们现在中药里用的牡蛎都是牡蛎壳，而在原文中，到底用的是全牡蛎还是牡蛎壳，要打一个问号。比如桂枝，仲景会注上"去皮"二字，同样是牡蛎，仲景却没有注明"去皮"还是"去肉"。所以这里我大胆地认为仲景用的很有可能是带壳鲜牡蛎（都说牡蛎潜阳，是不是都潜到肉里去了），高温熬制后取汤入药，味道肯定不太好接受，我在临床上没有具体用过，仅供同道们参考。

● 《伤寒论》类药对比举枚

1. 桂枝与芍药

桂枝主强心，温心阳，提供动力；芍药主外周循环，帮助祛除血液中的废物，同时还能滋敛阴血止痛。一个偏于气化，一个偏于形质。桂枝与芍药均可利水，但桂枝偏于从表解，芍药偏于从二便解。四逆散中的"悸"，在条文中可伴有小便不利或大便异常，乃外周水饮所致，用芍药将水湿从下而解。苓桂剂的"悸"为"心部于表"之水饮所致，用桂枝配茯苓从汗而解，亦可从小便而解。所以《伤寒论》28条去桂还是去芍临床上自有分寸，大可不必死看。

2. 桂枝与石膏

桂枝、石膏皆可强心。一个偏于阴性体质状态下的"不及"，一个偏于阳性体质状态下的"太过"。

3. 桂枝与龙骨、牡蛎

在桂枝与龙牡的诸多配伍中，桂枝起主导作用。桂枝与龙牡皆能起到抑制神经兴奋的作用，一个偏温，一个偏寒。

4. 芍药与龙骨、牡蛎

小建中汤与桂枝甘草龙骨牡蛎汤均可治疗虚劳病。芍药与龙骨、牡蛎都偏寒，均可以清虚热、潜阳、引能量下行。小建中汤条中有个"心中悸而烦"，乃津血虚所致，同理可见于黄连阿胶汤，芍药在这里的作用主要是养阴除烦，亦可除血痹。相比之下，龙骨、牡蛎只能在神经、内分泌等方面起抑制作用，并无滋补作用，镇静安神的作用比芍药强，但入煎剂口感不好。

5. 芍药与阿胶

二者均可用于诸多血证的治疗，主要集中在止血、祛瘀方面，同时都可用于养阴除烦。芍药偏寒，可以凉血祛瘀，攻的性质较阿胶突出，止痛效果佳；阿胶性平，补的性质较芍药突出，止血效果佳，对于诸多血分不足的疾病都有应用的机会。

6. 芍药与石膏

都可以清热。但芍药清的是虚热，本身具有滋阴功效；石膏清的是实热，没有滋补的作用。

7. 龙骨与牡蛎

共性就不说了。主要强调一下不同点：牡蛎可以清虚热，这个可以从柴胡桂枝干姜汤中找到线索，但这个方子却没有用龙骨，所以龙骨本身清热的效果几乎没有，只能镇惊安神，针对的是惊悸，作为牡蛎的辅药，且牡蛎具有软坚的作用。

8. 石膏与牡蛎

石膏可以清实热，牡蛎可以清虚热。都可以解凝软坚散结，起抑制性作用。

9. 黄连与石膏

黄连善清血分实热，要向出血性实性炎症看齐，多应用于急性期。在黄连阿胶汤中，黄连配合芍药、黄芩主要起止血消炎镇痛的作用。可以想象，在古代战场上此方多用于战士们出现急性感染伴有出血过多的情况，条文中的"烦"实为虚实夹杂之"烦"。石膏善清气分实热，一般应用于急性病初期。《伤寒论》的方子中石膏常与麻黄、桂枝、杏仁相配伍，而黄芩、黄连一般与柴胡、芍药、大黄相配伍，从中也可以看出黄连相对于石膏的病位更深，患病时间和周期也更长。《伤寒论》中黄连应用的频率不如黄芩高，用量也较黄芩少。古人可能也考虑到了黄连的大苦大寒败胃的副作用。新加坡有过黄连素导致孕妇和新生儿溶血性黄疸和核黄疸的报道，但在我们国内还没有发现。我个人认为黄芩是可以代替黄连的，用量相对来讲也会大点。我在临床上也是这么干的，只有在极少数的情况下才会用到黄连。

● 深度分析日本小柴胡汤事件
——这个"锅"到底该由谁来背

若安:

谈到这里,我想请教一下你对于日本小柴胡汤事件的看法。

耕铭:

这里要借用一下黄继斌的观点,这次事件或多或少是有猫腻的。

在日本,以柴胡为主药的汉方制剂从 1976 年开始正式生产,在日本严格的医疗监管下使用至今。日本人用柴胡剂和中国人不一样,喜欢一用就用好几年,这也为我们观察柴胡的副作用提供了绝佳的样本。他们发现柴胡剂有哪些副作用呢?我们打开日本生产的"小柴胡汤"等药物的说明书,即一目了然。

副作用如下:

皮肤:发疹、发红、发痒。

其他：频尿、排尿痛、血尿、残尿感。

罕见有下列的危重症状。如果出现，请立刻接受医生的诊疗。

间质性肺炎：上楼梯时气喘吁吁，出现胸闷、干咳、发热等现象，这些症状或突然出现，或持续发生。

假性醛固酮增多症：手脚的疲倦、麻木，四肢肌肉无力感，肌肉痛及软瘫多尿、烦渴抽搐。

肝功能障碍：发热，发痒，发疹，黄疸，黑尿，褐色尿，全身的疲倦，食欲不振等。

其中的间质性肺炎很罕见，1989年至1998年10年间，日本每年服用小柴胡汤的人数为100万～200万，其中并发间质性肺炎138例，死亡10例，发病率不会高于13/100000，死亡率不会高于1/1000000。而间质性肺炎的自然发生率，在美国为20/100000～40/100000。

也就是说，小柴胡汤诱发间质性肺炎的概率，甚至低于自然发生率，更远远低于干扰素、抗癌药、免疫抑制药和抗风湿药，所以，至今小柴胡汤在日本未下架。

那为何又有不少人对柴胡剂如此反感和抵触呢？我总结了七方面原因：

第一，叶桂的"柴胡劫肝阴"的临床扩大化。实际上，"柴胡劫肝阴"这一结论的得出与日本的小柴胡颗粒事件是如出一辙的，都犯了一个致命性的错误——以偏概全。更为重要的是，缺乏大量临床病源积累，本身不具说服力。我想，叶桂所用柴胡，恐为南柴胡，而仲景所用柴胡当为北柴胡，并且用量不小。这是药源上的差异，后人可能只知其一，不知其二。

第二，忽略了柴胡剂本身的特性——高频率的瞑眩反应。柴胡剂是少阳之主方，对于少阳病"阴阳往来、正邪交争"的临床特性我在之前的课上着重分析过。胡希恕老先生在他的两部讲稿中曾多次反服强调过柴胡剂的瞑眩反应，有的时候，治病靠的就是这种反应，此即所谓的"药不瞑眩，厥疾弗瘳"。我在临床上对于瞑眩反应的体会是极为深刻的，也往往是"果子药、安慰剂"和医生本身的缘故，导致临床上竟都刻意避免甚至不知道中医还有瞑眩反应，视之为狼豺，怕惹上责任，另外也有患者本身的不理解与不配合。对于这些瞑眩反应我们作为医生的都应该事先跟患者打好招呼，双方在互相理解与配合的前提下，我觉得没有太大的问题。

第三，不可避免的是，是药三分毒。病愈即停，我们不主张终身服药。但人们往往不理解中药本身的特质，却对干扰素、抗癌药、免疫抑制药和抗风湿药的不良反应坦然受之。

第四，西药厂势力的联合打压。我们都应该明白，如今的医疗世界西医占有绝对的主导地位，而诸多集团势力牟取利益的核心便在于制药。这种"剥削"制度的施行是"理所应当"而"正大光明"的，也是老百姓们看得见但却摸不着的。关键问题在于我们没有技术，所以只能被动地任其"宰割"。因此中医与西医之间的抗衡，结果必定是中医处于劣势，但这却与临床疗效没有必然联系，更多的却是形式主义与垄断主义的直接控制。与此同时，垄断势力为了打压中药，会故意通过"权威学术机构"放出夸大中药毒副作用的广告效应，使得人们在"科学化"的诱导下加深了对中药毒副作用的认识。沿着这条线索摸下去，我想，已经发生过的"毒胶囊"事件就不足为奇了。最近又闹了一出"假疫苗"事件，单单受害者的数目就足以令人发指，更可怕的是，其背后的靠山和诸多联合势力更是石破惊天。负责疫苗管理和采购的疾病预防控制中心内设32个部门，包括职能部门7个、业务部门17个、后勤服务部门6个、挂靠单位2个。中心编制400人，现有在职职工388人，其中专业技术人员348人，高级技术人员117人，中级技术人员144人，硕士研究生130人，博士研究生35人，博硕士研究生导师、兼职教授近40名，国家级专业委员会或学术团体委员20余人。这么强大的专业实力，却在长生生物的公关面前，轰然倒塌。来自山东17市的疾控中心的官员们几百人参加会议，为长生生物站台。都这时候了，却还在把酒言欢，其乐融融。你就知道25万多只失效疫苗是怎么进入21万多山东孩子们的身体里了。这就是目前中国"上行下效"的劣根性和顽固性，中国人明摆着在欺负自己！别的也不想多说了。

第五，中药本身的问题，尤其是假药！单单是附片，我之前就已经揭露过，这是一个人的良心问题。可惜的是，现在的人满脑子除了钱哪来的良心？善有善报，恶有恶报，自己造的孽，迟早是要为此付出血的代价的！

第六，中医辨证论治的问题。就比如我之前讲过的"温、补、托、清"，这是一个动态变化的过程。如果拘泥于成方和成法，一开始的"温、补"阶段你开小柴胡还不去黄芩，那必然是误治，长久服用下去而不考虑方子本身的寒热架构与阴阳的态势，就会出现长期服用小柴胡颗粒导致寒则阴凝的间质性肺炎和肝硬化，这绝对是医生的责任，根本原因在于《伤寒论》没学明白。说句不好听的，还在死套《方剂学》和《内科学》，没有把握住临床治疗的主动权。

　　第七，中国医家对于日本汉方的轻视。众所周知，日本汉方最常用且出口量最大的就是小柴胡颗粒，而在汉方诊疗体系中柴胡剂的应用频率最高，范围也最广。这是中国医家所不屑的，也就是所谓的"医者相轻"，称这些医生为"柴胡医生"，认为汉方体系废医存药，丢失了传统中医的特色与灵魂。由此，如今的很多医生和学生也都比较反感使用柴胡剂，从面子上就过不去。这实际上并非是柴胡剂本身的问题，也正是由于少阳区块的极度广泛性与可延伸性，才导致了日本医家对柴胡剂的高频率使用，这是一个客观事实，主观上我们也要去承认它，更要深入学习与研究它。包括胡希恕、陈瑞春、梅国强、李赛美、黄煌这些公认的经方大家，都是运用柴胡剂的高手。

● 煎煮剂型不简单，临床务必严把关

学生：

师哥，对于经方的剂型，你可以大体串一串吗？感觉中药的剂型好乱啊。

耕铭：

的确挺乱。翻开《康治本》，仔细研究一下里面的方子，你会发现无一例外全都是汤药，没有散剂，也没有丸剂，更没有膏方。由此可见，仲景最初的制药思路就是煎汤，并没有引申出其他的剂型。至于五苓散、瓜蒂散、抵当丸、麻子仁丸、蜜煎导等剂型，应该是后来逐渐补充上去的。

我个人认为，"汤者，荡也，去大病用之；散者，散也，去急病用之；丸者，缓也，舒缓而治之"这句话实际上意义不大。人服完药，无论如何都是要经过消化吸收的，无一例外都要经过血液循环运及全身，而后到达病灶。所以如果考虑到药物的药代动力学的

话，要实现药物吸收利用的最大效率，就要充分考虑消化吸收的问题，在这几种剂型中，汤剂无疑是最好的了。

至于丸剂和散剂，因为没有经过高温煎煮过程的有效成分析出，导致进入肠胃中还要经过一段时间的消化分解与吸收，对于平素脾胃消化功能较差的人来说，不是最优选择。况且仲景用的好多药物本身就有一定的毒性，直接进入人体可能会有一定的副作用，高温煎煮也能起到解毒的作用。因此，在仲景的《伤寒论》里汤剂是主流，而《康治本》中的 50 个方子也全都是汤剂，这种有意无意的暗示是非常关键的，直接会影响我们的疗效。同时丸剂和散剂省去了高温煎煮时药物之间的相互作用，没有"水乳"，谈何"交融"？当然，丸剂中的大蜜丸实际上已经经历了高温煎煮的过程，最后加上蜂蜜把它给浓缩成丸子了。

至于后世的膏方，我也会用到。因为现在的患者懒啊，连药也不愿意熬。当然有的人是因为工作太忙。另外有的慢性患者疗程比较长，来回复诊不方便，加之中药口味的问题，那我就考虑改成膏方，不过疗效会比汤剂差点。我们传统的煎药时间一般都控制在 30 分钟左右，药魂是比较纯的。但是熬膏的话药物煎煮与浓缩时间会很长，可能会导致药魂越来越钝，这也是我们应该考虑的，诸如麻黄、肉桂这些辛温发散的药，熬膏时要记得后放。另外总体来看，患者服用膏方的反应没有汤剂那么剧烈，这也可能与膏方成膏过程中加入的蜂蜜有关。现代研究表明，蜂蜜可以抑制异常免疫应答，润燥止痛解毒，具有促进细胞自我修复的能力。所以对于哮喘、皮肤过敏、类风湿病等免疫功能异常的患者来说，加入蜂蜜是一个不错的选择。我想，《金匮》乌头汤中选用蜂蜜，正是出于"抑制异常免疫应答"与"解乌头毒"两方面的考虑。

还有就是中药免煎颗粒，这个我不太放心。首先是药物的质量问题，我们不能保证。提取加工过程和传统的药物混合煎法是否有本质上的不同，这个也要考虑在内，毕竟药性的融合不仅仅是简单的药物相叠加。如果患者能尽量自己煎，我都不会开免煎颗粒，毕竟还是为了疗效嘛。现在网上比较流行中药代茶饮，它的本质也类似于散剂，局限也不少。"泡"和"煎煮"绝对是不同的，一些毒性、偏性较大以及有效成分不易析出的中药还是需要入煎剂的。另外代茶饮药量太小，对于诸多慢性痼疾往往达不到量效，自然也无法起沉疴。

我觉得很有必要谈谈药物煎法的问题，非常重要。为了充分析出药物的有效成分，我通常会采用二煎或三煎。之前为了方便，采用过无纺布煎药袋，但是总感觉煎出的汤液不如传统的浓厚，味道也怪怪的。另外，如果加水量不够煎药袋容易烧糊。有些药诸如肉桂、生半夏、猪蹄甲、延胡索、栀子、五味子、生石膏等入药时是需要捣碎的，有的患者嫌麻烦，最后我给想了个周全的办法，让他们到网上买一台中药粉碎机，把开的药一次性全打成粉，然后把药放到无纺布煎药袋里煎，一方面可以增大析出率，另一方面也省去了过滤的麻烦。可是实践证明，这种方法的隐患很大，并且极不易引起人们的注意。什么隐患呢？很简单，药物打成粉之后，高温煮沸的条件下在无纺布煎药袋有限的空间里来不及充分扩散，很容易积聚成一团，倘若药里有大枣、蜂蜜、怀山药、生半夏这些本身具有黏性物质的中药，煎完药后如果把药倒出来细心观察一下，会发现药都聚成团了，根本就没煎透。所以无纺布煎药袋煎出的药浓度未必会比传统的浓，颜色甚至会淡些。

　　倘若开的中药里有生附子、生旱半夏、细辛这些剧毒药物，你给打成粉，这些药物在高温下聚成团，就会导致煎煮不充分，容易出现中毒。我的一个四川的患者就曾出现过这个问题，刚开始为了方便起见我建议她中药打粉放煎药袋里煎煮，结果患者反馈煎完的药渣子都成团了，药液喝了第一口就感觉刺激嗓子，出于安全，她全给倒了。第二次按照传统的煎法，结果也没再出现这种情况。那次经历对我的启发和教训很大，因为那位患者的药里有生半夏。

　　为此我在宿舍用了两天的时间去验证上述结论。实验组是 30g 生附片与 60g 怀山药、20g 干姜混合打粉，放到煎药袋里，加开水持续煎煮 40 分钟；对照组是 30g 生附片与 60g 怀山药、20g 干姜混合，直接加开水持续煎煮 40 分钟。结果发现第二组汤液服后没有出现中毒现象，而第一组的汤液服后出现了轻微中毒反应。所以，绕了一个大圈，最后又绕回来了——传统的不打粉不入煎药袋才是最合理安全的煎煮方法。紧接着我用了一个晚上的时间把我的患者全都通知了一遍，纠正了我之前给他们说过的错误煎法。

　　如果我以后开诊所的话，抓药、药物的处理、熬制等方面我都要严格把关，因为患者很少会注意到这些细节，甚至连医生自己也都没数。就比如临床上让患者自备生姜、大枣，患者自己煎药忘了放那是常有的事，一剂桂枝汤才 5 味药，丢了姜枣就剩了 3 味药，这就会直接影响疗效。我们中医人一定要在这些细节上为患者考虑周到，必须得严谨规范，绝对不能稀里糊涂！

● 由十枣汤小议经方用药的
"缓释、靶向、制衡"机制

耕铭:

因为甘遂剂本身都是攻下峻剂,如果有人服完后上吐下泻止不住的话,可以用桂枝去芍药汤,把生姜换成干姜,大枣、甘草多放点儿,如果患者素体津血不足,我们可以效法《金匮》里的大黄甘遂汤,合上阿胶和人参。

梦回杏林:

如果说用大枣、甘草是防止峻猛药过度伤胃同时补充电解质,那大承气汤为什么不加大枣和甘草呢?

经方配伍用药有一套精确的"缓释、靶向、制衡"控制机制。

《金匮要略·痰饮咳嗽病脉证并治》:"饮后水流在胁下,咳唾引痛,谓之悬饮。""病悬饮者,十枣汤主之。"

"病悬饮者,胸中痛者"以及"引胁下痛",病位在胸胁,"悬饮"顾名思义可以理解为悬在横膈膜之上，相当于现代医学中的胸水、胸腔积液。

胸水的吸收速度比较慢，泻下太快只能攻逐胃肠中的痰饮，十枣汤用"十枣"的目的就是筑坝于脐上，使药效聚于胸上和心下，让悬饮慢慢地渗透到胃中，然后再泻出体外。

之所以不用甘草，一是因为甘草坝位太高，不利于悬饮向心下（胃中）引流；二是因为甘草偏走气分，滋腻程度不够，达不到 8 小时以上的缓释时间。

大柴胡汤用大枣去甘草的目的也是借大枣之缓滞，配合大黄实现泻胆腑热结之功。

十枣汤为什么要早上（平旦）服药，不效，翌日早上加量再服，也是一种顺应"天阳之势、人体之机"的服药方法，借上午少阳之气升发之力，将药效送到目标病位上焦胸胁，以充分发挥其渗逐悬饮的作用。

十枣汤以"十枣"为名，可见枣在立此方、治此证中的关键性作用。

在 CCTV 文明之旅《中医宝典〈伤寒论〉》中郝万山老师详解过十枣汤的配伍机理，可以看看。

耕铭：

记得郝万山老师在我们学校讲座时也举过十枣汤这个例子，还是任应秋老面试硕士生时提出的，问十枣汤的君药是什么？作为助教的郝万山也没答上来，后来在临床中才真正明白。

我在用控涎丹的时候，甘遂、大戟和白芥子都是制过的，用枣汤送服或者开水送服似乎泻下的时间和长度是差不多的，也比较安全。一般吃完 4.5g，2～3 个小时后就会出现泻下，早上 8 点空腹吃的话一般会持续到下午四五点。刚吃完后会出现头晕恶心，小腹部会隐隐作痛，之后泻下过程就不会有太多不舒服的感觉了。我第一次吃了 6g，是用枣水送服的，中间还坐了 1 个多小时的汽车，回家又赶时间看了 5 个患者，开了 3 个膏方，一直到晚上 10 点才吃了这一天中的第一顿饭，在临睡前又拉了一次，第二天一天都没有便意。这期间对于我一个体重不到 60kg 的小瘦子似乎没有什么太大的影响，适当调养将息还是很安全的，毕竟现在人肥甘厚味吃得那么多，是时候该不定期地"升清降浊"了。

至于甘草的作用，娄绍昆老师认为在漫长的历史演变过程中，先人们在觅食中发现甘草的甜味，这就揭开了单味药迈向两味以及两味以上药物组合使用的契机。因为甘草的加入可以减轻大黄、桂枝、麻黄等药物的苦味、辣味、涩味，甘草在《伤寒论》从药到方的过程中的作用是不可低估的。用甘草配合成汤方，它在不改变治疗目标的基础上使人容易下咽，同时又能缓和制约主药的烈性和副作用，使服药更为安全，如桂枝甘草汤、甘草麻黄汤、大黄甘草汤。由于甘草与诸药的拮抗作用，因此其发汗、泻下作用比起单味的桂枝、麻黄、大黄的发汗与泻下作用就变得可以控制了。正像远田裕正所说的那样："甘草的使用可以说是汤方形成过程中的第一原则，没有甘草也就没有《伤寒论》。"在远田裕正研究《康治本》的论文集里，他把许多方子拆成药物基团，发现将近 80% 都是某甘草基，由此可见，甘草的作用似乎没那么简单而又极为广泛，单单把甘草的筑坝方位定在中焦偏上似有不妥。

至于承气汤为何不加大枣，我觉得是因为承气汤攻的是有形的积聚与代谢废物，患者自身并不处于需要补充津血的状态。再看看《金匮》的大黄甘遂汤，主治妇人产后，水与血结于血室，少腹满如敦状。水邪与瘀血俱结在血室，同为有形之物，斯可以为实邪而驱逐攻下，主以大黄甘遂汤。大黄下血，甘遂逐水，二邪同治。入阿胶者，就阴分下水、血二邪，考虑到妇人产后素体津血亏损，加入阿胶而不至于伤阴。另外临床上亦有白虎人参汤合上大承气汤治疗高热日久不退而又津亏口渴甚，伴有里实热结的急危重症，胡老亦有小柴胡（含大枣、人参、甘草）合大承气汤的治验，似乎并没有考虑过大枣、甘草的药势问题，而是更着眼于患者的能量状态。

我记得在研究完《康治本》后，自己在书旁写了句感悟——伤寒学不分上中下表观之病位，只分病理次第与阴阳变化。什么意思？后人喜欢把桂枝论述为走上肢，芍药走下肢，羌活走上肢，独活走下肢，甚至《金匮》里也强调过"诸有水者，腰以下肿，当利小便，腰以上肿，当发汗乃愈"等，我个人觉得这不太系统规范。过分考虑上中下的病位，甚至有人根据身体疼痛部位定药，未免太过粗浅。如果真正去考虑人体，治病必求于本，我们更应该考虑患者的病理次第与阴阳属性，把人看成一个细胞或一个地球，这才是立体全面的，也是直接客观的。由此，六经辨证才得以真正脱离而又涵盖了传统的脏腑经络辨证，这对于后世学习中医，又提供了一种明了实用的法门。

● 文蛤散与白散新探

141.病在阳，应以汗解之，反以冷水潠之。若灌之，其热被劫不得去，弥更益烦，肉上粟起，意欲饮水，反不渴者，服文蛤散；若不差者，与五苓散。寒实结胸，无热证者，与三物小陷胸汤，白散亦可服。一云与三物小白散。

文蛤散方

文蛤五两

上一味为散，以沸汤和一方寸匕服，汤用五合。

五苓散方

猪苓十八铢，去黑皮　白术十八铢　泽泻一两六铢　茯苓十八铢　桂枝半两，去皮

上五味为散，更于白中杵之，白饮和方寸匕服之，日三服，多饮暖水，汗出愈。

白散方

桔梗三分　巴豆一分，去皮心，熬黑研如脂　贝母三分

上三味为散，内巴豆，更于白中杵之，以白饮和服，强人半钱
匕，羸者减之。病在膈上必吐，在膈下必利。不利，进热粥一杯；
利过不止，进冷粥一杯。身热皮粟不解，欲引衣自覆，若以水潠
之、洗之，益令热劫不得出，当汗而不汗则烦。假令汗出已，腹中
痛，与芍药三两如上法。

这条是从《金匮》里移过来的，实则并非出自仲景的原始手
笔。顺一顺文意：患者有表证自当解表，却盲目地用冷水给他物理
降温，导致表被郁的同时激动素体水饮，发生了变证。随后患者出
现了"烦"的表现，起了一身风团或疹子，同时外现"渴而不欲
饮"的水饮证。"服文蛤散"就能治好吗？我觉得不太理想。

胡希恕先生认为这条对应的方子应该是《金匮》里的文蛤汤，
不是文蛤散。再看看文蛤汤的组成：文蛤15g，麻黄10g，生甘草
6g，生姜15g，生石膏45g，杏仁10g，大枣12g。比文蛤散靠谱。
谈谈我个人的看法：患者素体为太阳中风表虚证，经外界冷水刺激
而导致毛孔应激性闭合，出现了类似于麻黄汤的表实证。"弥更益
烦"的原因是"其热被劫不得去"，所以这里的"烦"代指的是人
体的一种明显的排病反应程度表达。为什么会表达？因为汗透发不
出来。

但从文蛤汤去桂枝可以看出文蛤汤并无发峻汗之功效，之前也
讲过麻桂的配伍原则，文蛤汤这里主要是用麻黄来开窗户，患者的
表郁是冷水刺激导致的，并不是他平素正常病理状态下的体征，患

者得调养将息后毛孔也自然会打开，浑身"鸡皮疙瘩"的表郁证象也会随之消失，不需要麻桂合用来发汗解表了。患者如果没有里热生石膏可以去掉，文蛤这里可以起到一定的止渴清热的作用，方子可以这样参考。

继续往下看，"若不差者，与五苓散"，强调的是冷水物理降温激动体内水饮，导致患者出现水饮证，这时候单单文蛤对于"渴而不欲饮"就没多大用处了，五苓散就该登场了，同时针对水饮导致的"假性表证"也有用到五苓散的机会。

再看三物小陷胸汤，建议改成三物白散。这个方子是后世的成方，并非出自仲景之手。后世比较喜欢区分药物的寒热属性，却忽视了药物作用对象体质的虚实问题，认为大陷胸汤有大黄、甘遂和芒硝就是一派里实热象，所以这里的"寒实结胸"就需要巴豆这种"热性"攻下药来代替大黄、甘遂和芒硝。是这回事儿吗？攻下剂无论如何都是一种损耗正气的法子，而药物的寒凉属性与人体的正邪盛衰没有必然联系。用了"热性"的巴豆攻下就不会导致正虚？那就错了。这里的"寒实结胸"是相对于"热实结胸"的大陷胸汤而言的，其实本质上与前面所讲的"脏结"并无二元分别。"病痰饮者，当以温药和之"，这个时候应该用真武汤、四逆辈来温阳化凝，切不可贪伐。对于条文中所给的巴豆剂，我是不主张的。

"不利，进热粥一杯；利过不止，进冷粥一杯"，强调了巴豆剂的特殊调服方式。这里要着重提一下，巴豆这味药致癌突变性很强。俗话说"人食巴豆而死，鼠食巴豆而肥"，原则上来讲说的是不恰切的。鼠食巴豆后一样会造成严重的肿瘤突变，服完巴豆后会变得笨拙而肥肿，这才是"鼠食巴豆而肥"的原义，实际上是癌变的一种表现。类似具有致癌突变性的药物还有石菖蒲、千里光、关木通、雷公藤、槟榔等，其中槟榔导致的癌变主要集中于头面部肿瘤，这在临床报道中尤为常见。另外关木通中的马兜铃酸在 20 世纪也是引发了中药毒性反应的第一次世界级风波。雷公藤本身的免疫抑制作用很强，被广泛应用于风湿免疫病、慢性肾炎、系统性红斑狼疮等自身免疫性疾病的治疗，但我从未使用过，因为它的多方面致癌作用是很显著的，目前临床中药毒性反应的案例绝大部分都是雷公藤导致的。我就举一个我身边人的例子，我的亲大爷因患有类风湿曾在省中医服用含有雷公藤的中药制剂长达半年，之后因出现胃轻瘫而停药，随后因运动不协调而摔倒在千佛山医院被查出 10 年前曾患的结肠癌复发并发颅转移。

再看三物白散剩余的两味药。桔梗、贝母都可以排脓，尤其是桔梗，是一味全身性的排脓药。《金匮》里有个排脓散，主药就是桔梗，日本汉方把它用得可谓是淋漓尽致。

从九鼎归宗饮
谈谈我们对中药的理解

一阳：

　　四逆散，柴胡证，李小荣老师写过一篇柴胡作用于平滑肌的文章，可以找来看看。平滑肌舒缩功能失调，全身有病的地方都这样，我只调此气，则或然症全消。任何器官都是由上皮组织、肌肉组织构成的，所以桂枝汤类、柴胡剂类可以治疗百病。小张的九鼎归宗饮就是以柴胡剂为核心化裁的，怎么没考虑加一点麻黄？这样打通表的阳气通道——桂枝、麻黄；打通半表半里气的通道（管腔结构平滑肌的节律舒缩运动）——柴胡；温扶消化系统的阳气——干姜；温肾阳强心——附子；剩下的祛实：利水湿——茯苓、白术；化痰饮——半夏；攻邪实——大黄；化瘀——白芍；清郁热——黄芩。考虑到邪实未尽，人参做预备队。专气致柔，妙！

耕铭：

嗯嗯，考虑到麻黄作为桂枝的小跟班儿，在"心部于太阳大表之阳"的病理基础上，如果患者出现了"肺通调三焦水道，外合于泌尿生殖"的病理特征，我会考虑加上麻黄和杏仁。为了帮助同学们记忆，我将桂枝比喻成四神兽中的朱雀，麻黄则为青龙，麻黄跟着桂枝走，这就类似于朱雀的嘴里叼了一只小青龙，从而明晰桂枝与麻黄的病理联系和治疗主次。同时我也强调过九鼎归宗饮的加减问题务必要明晰《伤寒论》的病理次第和阴阳属性，由此里面药物之间的替换以及比例调平就会显得有章有法，真正实现一人一病一方，而不是死板的套方和固定处方。

刘欢欢：

昨晚我感觉完了，和你距离越来越远了，不知道你在说啥，听不懂。今天在火车上睡了一觉，好像就想明白了。

心为君主之官，决定了心在人体的主导地位，同时心部于表，肾治于里，这个"表"和"里"的概念是很宽泛的，暂且把这个"表"看成人体大大小小的疾病，哪生病了，就需要正气抗邪，而这个正气可以理解为气血，肉桂可以提高心脏收缩力，扩张外周血管，促进营卫循行，改善血液供应，这就决定了肉桂的重要作用。

暂且把"里"看成器官系统的功能，"天运当以日光明"，需要阳气的充养，先天之本为肾，后天之本为脾，而脾阳又根于肾阳，决定了附子、干姜的重要作用。这里"阳化气"，当然还需要"阴成形"，决定了芍药的重要作用，同时芍药还可以抑制龙雷之火的升腾，就是你之前所讲的打破病理稳态所造成的"Acute Inflammation"。

肝为将军之官，可以看到他的防卫作用，也就是你之前所讲的人体在抗损伤与修复过程中所伴随的"Eustress"，而肝又是人体解毒的重要场所，代谢作用也很强，所以加强人体的防御机制就需要把肝固护好，肝主疏泄，又与少阳中气互见，可以考虑三焦的气血双调，血不利则为水，决定了柴胡、半夏、桃仁、茯苓的重要作用。

而肺通调水道，下输膀胱，为相傅之官，这个"相"不只是辅佐心脏的意思，也是辅佐将军、辅佐其他脏的意思，加之之前所讲的肺主治节——人体24个大关节面与24个节气的生理节律关系，决定了麻黄、杏仁在"表"的重要作用。

而脾呢，脾为仓廪之官，后天之本，需要生姜、甘草、大枣固护脾胃，也不能忘记脾阳根于肾阳的关系。

甘草这位药，药理上说它有类似于皮质激素的作用，而人体在应激时，会触动下丘脑－垂体－肾上腺皮质轴来进行应激，特别是当人体受到重大伤害时，激素是可以救命的，这就决定了甘草的重要地位。

平时你和我说的那些话我都没往心里去，但是灵感来了的时候，这些话都出来了，没白受熏陶。

耕铭：

补充一点，甘草在经方中的作用——"阳化气，阴成形"的中介，这是仲景频繁运用甘草的奥义。

刘欢欢：

这么看来，Jack 像桂枝，Rose 像芍药，上一世大概桂枝汤是它们的宿命。这一世由于种种原因，桂枝汤去了桂，桂枝汤去了芍，Jack 变得越来越洒脱，Rose 变得越来越内敛，一味甘草却把它们拉得越来越近，终于久别重逢。上帝大概是有意捉弄，又将其打回桂枝甘草汤和芍药甘草汤的状态，上帝毕竟是爱它们的，虽远隔重山万水，一味甘草，生生世世，难以相忘……

耕铭：

入木三分！

一阳：

我最近揣摩了药的作用部位，觉得还能自圆其说。桂枝加强的是黏膜层下的微循环。麻黄打开汗腺，减少组织液流体静压力，有利于毛细血管与组织液交换物质，有利于微循环流畅，正所谓"提壶揭盖"是也。所以表部（黏膜下层）能量（所谓阳气）的输布，桂枝、麻黄配合相得益彰。黏膜下肌层微循环（除了解剖位置不同外，与表层微循环 α 受体密度不一样，对交感兴奋引起的血管收缩效应有区别，所以有表里之别），干姜加强其微循环血流量，细辛是扩表层微血管，吴茱萸是扩里层微血管。附子强心，总管全身阳气。柴胡管肌组织尤其是平滑肌节律（相位要一致，所谓万众一心。否则肌肉再有力度，不同段运动不同步而出现紊乱，则对于外排废物的推进可能大打折扣）。至于清热药，就是抑制作用了，与西医消炎概念就很像了。大黄就是西医外科抽水、引流的概念了。总之，麻黄、桂枝、柴胡、干姜、附子、大黄就是温和通最最核心的药了。

耕铭：

真好！我之前一直强调的《伤寒论》的两大核心思想——病理次第和阴阳属性，先生可算是把握透彻了，尤其是用药的作用次第，先生论述的可比我想的还要周全，这方面我心服口服，拿回去好好研究。另外，针对《伤寒论》的核心药物，如果我没记错的话，云南中医学院第一任老院长，中医火神派代表传人——吴佩衡老前辈，穷尽其一生经验于晚年所撰写的《中药十大主帅》一文对此有深刻的论述，对我启发颇深，如今我的用药思路很多都是受吴佩衡老前辈启发的，老师可以看看。

● 半夏泻心汤可以用来治疗便秘吗

158.伤寒中风，医反下之，其人下利日数十行，谷不化，腹中雷鸣，心下痞硬而满，干呕，心烦不得安。医见心下痞，谓病不尽，复下之，其痞益甚。此非结热，但以胃中虚，客气上逆，故使硬也。甘草泻心汤主之。

甘草泻心汤方

甘草四两，炙　黄芩三两　干姜三两　半夏半升，洗　大枣十二枚，擘　黄连一两

上六味，以水一斗，煮取六升，去滓，再煎取三升，温服一升，日三服。臣亿等谨按：上生姜泻心汤法，本云理中人参黄芩汤，今详泻心以疗痞，痞气因发阴而生，是半夏、生姜、甘草泻心三方，皆本于理中也，其方必各有人参，今甘草泻心中无者，脱落之也。又按：《千金》并《外台秘要》治伤寒䘌食用此方，皆有人参，知脱落无疑。

半夏泻心汤增量甘草就成了甘草泻心汤。之前讲过，甘草可以缓解病理状态下诸多急迫现象，具有拟肾上腺皮质激素样的类似作用，为人体的对内对外应激提供必要的物质基础，还可以配合干姜治疗阴性体质状态下的体液过度缺失，同时甘草还是各种黏膜的止痛和修复剂，具有抗炎与修复的作用。根据蒲辅周老中医的经验，用生甘草、麻油调匀成膏，可以治疗诸多溃疡疖肿。另外要注意，甘草吃多了能够促使肾脏减少排钠，会容易导致水肿，我们可以配伍上茯苓、苍术这些利水渗湿与调平水电解质平衡的药。

注意一下条文后的方后注，"是半夏、生姜、甘草泻心三方，皆本于理中也，其方必各有人参，今甘草泻心中无者，脱落之也"是对的，原方的确是有脱落的，三张半夏泻心汤类方都在原文中出现了不同程度的下利，加之患者本身津液偏虚的状态，选用人参来亢奋阴液是有必要的，在清解余邪的同时一定要想到固护住患者的中气，人参本身性味就中正平和，加之以适当的配伍，也不会出现助邪恋邪的效应，仲景在他开篇首创的白虎加人参汤中就已经在暗示这种法式了。

这样三个半夏泻心汤类方就讲完了。这里还要提醒诸位，"腹中雷鸣，下利"并非是半夏泻心汤类方的特异性指征，这只是一种比较典型的病理表现，我们要想想这些病理表现背后的本质是什么，《伤寒论》通篇都在引导启发你向这方面思考。如果我说半夏泻心汤类方可以用来治疗便秘，可否？当然可以，只要是病机相同，都是少阳区块下的脾胃枢机不利，怎么着都可以。归纳一下半夏泻心汤类方的适应证：主治寒热虚实夹杂且矛盾主要集中于少阳消化系统区块偏于消化道者，其人或心下痞，或脘腹疼痛，或呕，或噎，或下利，或吐脓血，或便血，或便秘，因其病性寒热虚实夹杂，故或然症实为数不胜数，纷繁错杂。

● 再看黄芪知多少，阴阳并调炙甘草
——《伤寒论》里为何不用黄芪

《伤寒论》这部疾病总论里仲景为何没有涉及黄芪的应用？

因为仲景首选桂枝－人参－甘草法。大家注意一下桂枝人参汤里甘草的用量——四两，超出常规桂枝汤类方里的二两，这其中是有玄机的。相类似的还有炙甘草汤，甘草也用到了四两。包括之前学过的新加汤，虽然没有增加甘草的用量，但却增加了三两人参，量也不小。还有刚刚讲过的续命汤，甘草也用到了三两。

以上提及的四张方子里都同时出现了桂枝－人参－甘草的配伍法式。在刚刚讲过的续命汤里我也暗示过，这种配伍法式可以在不拔动肾中真元的前提下起到类似于黄芪固表的作用，为太阳经气"开阖枢"的过程提供物质基础，从而实现"阳化气，阴成形"的效果。人参入脾络运生阴液经由先聘通使桂枝输布周流全身，一个主静主阴，一个主动主阳，单单这二味还不足以完成"阳化气，阴成形"的效果，还缺一味转枢介质，这就是配伍甘草的作用，在中土五行中扮演中土的角色（所以《金匮》里的黄芪桂枝五物汤不用甘草而代之以黄芪是后世内科学的用药法式，从根本上异于仲景体系，也在暗示逐渐脱离《内经》《伤寒》的异形化发展趋势，即只追求当下疗效，不着眼长远打算）。

在患者阴质虚损并未太过的情况下，反映在条文里就是没有经过峻汗、峻下和峻吐，我们可以选用芍药－甘草基来代替人参生阴的作用，瞿简庄就曾有云："芍药、甘草同用甘苦相合，有西洋参之功用，生津养血，有过之无不及。"具体到《伤寒论》里的方子，就是小建中汤，倍芍药、增饴糖，另佐桂枝以促阳化而致阴生，这就是"建中"的真义。而理中汤的"理中"相对于"建中"而言，多了几分寒意，又多了几分阴浊，故而选用干姜、白术，加之以霍乱篇的"吐利"，津液虚损较重，故代以人参，如果考虑到太阳经气虚损不利的话，就要考虑桂枝－人参－甘草法，加上桂枝，这就成了桂枝人参汤。内藤希哲有云："阴为藏阳之器，阳为使阴之气，所谓阴气、精气、营气、血气者，皆指阳之舍于阴中者言也。"李东垣亦有云："阳生则阴长，阳旺则能生阴血。"说的就是这个道理。

所以总体来看，后世内科学所谓的"气虚"在我们的六经体系里实际上更类似于"表虚"，而在《伤寒论》中我们会考虑选用桂枝－人参－甘草法，而非选用黄芪。说说黄芪固表与桂枝－人参－甘草法固表的区别。

黄芪法的运用首先出现在有别于《伤寒论》的疾病分论——《金匮要略》里，它所对应的体质我们将其形容为"尊容人"，患者大多伴有营养过剩，脂肪肥厚，胆固醇一般较常人高出许多。胆固醇是什么？在我们中医眼中，它有点儿类似于元气调动输布的后勤供应，所以有不少癌症患者胆固醇都低于常人，元气自然也调动不上来。具体到脉象上，《金匮》里的黄芪桂枝五物汤强调的是"寸口关上微，尺中小紧"，"寸口关上微"强调了表虚，而"尺中小紧"则强调了患者素体肾中真元不亏，所以可以用大量的黄芪来调动肾间元气输布体表治疗表虚之证。

而对于平素肾间元气亏虚的患者，可能伴有面色黧黑，身体消瘦，尺脉微细等表现，长期服用黄芪固表益气，表虚、气虚是改善了，可是会明显感到腰膝酸软无力，患者里面却被"掏空"掉了。由于黄芪本身的不可控性，用多了常会降低食欲，而人参的用药指征却又是"羸瘦，食欲不振"。

由此我们也可以看出，黄芪与人参虽都冠之以"补气之品"，但二者在人体内尤其是在脾胃中州这一块儿的能量运作趋势却是截然相反的。一个主张"拿来主义"，一个主张"可持续发展"，说个笑话就是一个是富人压榨平民，一个是平民开垦田地。所以《伤寒论》的炙甘草汤选用桂枝－人参－甘草法而不用黄芪是对的，因为针对这种"调气化，复形质"、需要长期治疗的慢性患者，是不适合长期在肾间元气上做文章的。同时针对元阳欲脱、气衰津竭的急危重症，仲景在《伤寒论》中给出的是通脉四逆加人参汤，而非通脉四逆加黄芪汤，原因就是仲景担心黄芪抽拔升举元真太过，反致患者于"樯橹灰飞烟灭"之境地。

所以现代中医内科学"心悸初起以心气虚为常见"的规律总结是对的，但治疗方式从根本上来讲是不切实际的。《内经》有云：

"君火以明，相火以位；心部于表，肾治于里。"内藤希哲亦有云："以人身论之，天之君火应于心，空中阳气应于膻中，地中阳气应于胃气，水中阳气应于肾，二火布气，以致生生无穷之妙用焉。"所以心肾的问题，务必要从患者根本的体质上去考虑，时时刻刻都要想到固本以生气，尤其是桂枝法的运用，阳逆阴衰以启阳归位致阴化生，阴盛阳微以散阴致阳温煦，配甘草以通心阳，配附子以固肾阳，配干姜以温脾阳。从根本上是在依从身体的主观能动性去重构人体的核心生命力，这将会是一个长期的过程，绝非"补气"来的那么容易而又过于"外在形式"化，因为我们考虑的是从根本上治愈，做身体的创造者，而非能量的搬运工。

这里我又想到了我们中医在保胎方面的问题，还是"拿来主义"与"可持续发展"的区别。后世的保胎法大多属于"重调元气"法，所谓保胎，最后反倒"补了母，泻了子"，母亲补完感觉舒服了，那孩子呢？另外现在流行择选黄道吉日生产，这一点我不敢苟同，因为它从根本上违反了自然之大道。（生辰八字是天定还是人定？）孩子在娘胎里还没"充完电"就被活生生地给提溜到了这个残酷的世界。我们说这人为什么先天不足？无非是"电源不足"或者"没充足电"，也就是所谓的"老生儿（父母生育年龄太晚）"和"早产儿（孩子出生太早）"。话再说回来，所以，古经方的宝贵之处在于它是"隐效性"方剂，后世方则多是"显效性"方剂，这就是后人不重视古经方的原因。

所以说，仲景在整部《伤寒论》里不用黄芪是有道理的，而后世频繁应用黄芪与仲景正好构成了一对极相。根据对全国 330 位国家级名中医的用药问卷调查，发现有 139 位名中医将黄芪列为临床最擅长运用的药物之一，列居所有药物的第一位，而桂枝、甘草则"名落孙山"。可见我们后世的中医传承与发展已经鱼龙混杂、江河日下了。

临床上我们也经常会看到这种现象：黄芪动辄上百克，肉桂仅用三四克，这又是一个极相。我们后世的中医流派与仲景的汉唐古中医到底差在了哪里？关键就是我们在用药的精微层次方面思考的确实不如人家仲景，动不动就黄芪补气，当归补血，淫羊藿促孕，牛膝降血压，红曲降血脂，头痛加川芎，天麻治眩晕，丹参扩血管，黄连降血糖，雷公藤免疫抑制……诸位想想，这就是中医吗？

伤寒大家吴佩衡先生曾经说过："至于处方，余本仲景定法为旨规。盖仲景之法，本汤液遗意去杂乱方药，制作有法，加减有度，极神妙，极稳妥，极有效，非后贤之所能仰窥。方虽百余，似觉不杂，变化活泼圆通用之，亦足以尽治万病而有余。此余之所以拳拳而服膺也。"我想，"本汤液遗意去杂乱方药，制作有法，加减有度"就是学《伤寒》、用经方最有力的解释。我从内心佩服得五体投地的医家为数不多，而吴佩衡老先生就是其中一位，不仅是他的医学，还有他的为人与书法，都是让人心生敬意与正念的。包括胡希恕、曹颖甫、祝味菊、内藤希哲这些前辈，真正融入他们的医学世界，你会发现收获的不仅仅是学好中医那么简单。

● 小议白虎加人参汤
"恶风"与"无大热"

168.伤寒若吐若下后，七八日不解，热结在里，表里俱热，时时恶风，大渴，舌上干燥而烦，欲饮水数升者，白虎加人参汤主之。

白虎加人参汤方

知母六两　石膏一斤，碎　甘草二两，炙　人参二两　粳米六合

上五味，以水一斗，煮米熟，汤成去滓，温服一升，日三服。此方立夏后、立秋前乃可服，立秋后不可服。正月、二月、三月尚凛冷，亦不可与服之，与之则呕利而腹痛。诸亡血虚家，亦不可与。得之则腹痛利者，但可温之，当愈。

"大渴，舌上干燥而烦，欲饮水数升"，说明里热炽盛同时伴有气津两伤，条文里讲的是"热结在里"，进而会导致"邪气偏实，

血气偏并，不能周流，以作偏虚者也，所谓假虚是也"，也就是条文中"时时恶风"的假性表证，这并非表虚，而是"因实似虚"，是热结在里导致的热厥。

记住，"心部于表"的狭义伤寒与狭义温病都会出现恶寒的，"有一分恶寒便有一分表证"的表证应该是包含麻桂群和石膏群的。仔细推敲下，你会发现"渴"的程度才是鉴别区分狭义伤寒和狭义温病的重要指征。比如白虎加人参汤的"口烦渴"、小柴胡汤的"手足温而渴"、茵陈蒿汤的"渴引水浆"、承气汤的"胃中燥"、大陷胸汤的"舌上燥渴"、白头翁汤的"欲饮水"、桂枝二越婢一汤的"弱者必渴"、小青龙汤的"渴者"加石膏等。

但是，光凭"渴"去鉴别还是有些不妥，寒饮内生、津不上呈一样会导致"渴"，少阴里虚寒证所导致的吐利不止也会出现"虚故引水自救"，甚至还有厥阴病阴阳否格、厥热胜负所伴随的"消渴"等，所以对于病机的把握，离不开任何一诊，就像姚梅龄所说的一样，一定要"观察，观察，再观察"，否则就会犯以偏概全的毛病，临床上也会导致不应有的误治。

方后注暂且不去管它，明显是后人补上去的。

169. 伤寒无大热，口燥渴，心烦，背微恶寒者，白虎加人参汤主之。

开头就有点儿蒙。白虎汤还能"无大热"？白虎汤不是典型的阳明里热证吗？谈谈我对白虎汤"无大热"的理解：首先，《伤寒论》的"大热"可以是表不解的发热状态，"无大热"强调的是患者此时表已解，这与之前讲过的麻杏石甘汤是一样的，所以我们也可以推出，麻杏石甘汤证也有可能会出现"里实似表虚"的轻微恶寒的状态；其次，考虑到《伤寒论》的对比文法，"大热"强调了邪热更偏于里的血分，而相对来讲，白虎汤证就是比较轻的气分热了，相对三黄泻心汤、黄连解毒汤这类方子而言，白虎汤本身抗炎、抗毒素的作用也会弱很多。

从黄连汤、左金丸、交泰丸 再到虚实愦侬散

173. 伤寒，胸中有热，胃中有邪气，腹中痛，欲呕吐者，黄连汤主之。

黄连三两　甘草三两，炙　干姜三两　桂枝三两，去皮　人参二两　半夏半升，洗　大枣十二枚，擘

上七味，以水一斗，煮取六升，去滓，温服，昼三夜二。疑非仲景方。

把 172 条的"太阳与少阳合病"移到这里就好解释了。黄连汤兼顾着少阳区块消化系统寒热虚实夹杂的炎症表达和太阳心血循环不畅导致的腹痛。要知道，不单单芍药主腹痛，桂枝亦主腹痛。芍药针对的是应激太过、伴有溃疡出血或者挛急所致的疼痛（柔肝、

敛阴、缓急）；桂枝针对的是微循环不畅所致的疼痛（温通经脉），最典型的当属《金匮》里的乌头桂枝汤（寒疝腹中痛，逆冷，手足不仁，若身疼痛，灸刺诸药不能治，抵当乌头桂枝汤主之），最核心的两味主药就是桂枝和乌头。

从原文及方子的组成分析来看，黄连汤具有半夏泻心汤的影子，用桂枝代替了黄芩。相比半夏泻心汤，黄连汤的病位偏上偏外，且实性炎症较半夏泻心汤轻，而黄芩汤主治的是下脓血利，病位偏下偏里。再看"胃中有邪气"，如果患者素体"内有久寒"的话，我们可以取法当归四逆加吴茱萸生姜汤，原方加上当归、吴茱萸、细辛，对于因素体虚寒、微循环不畅所致腹痛效果很好，寒热调平随证灵活变通，如此方可尽显古方之奇伟。

由黄连汤至少可以引申出两张后世的时方：

一张是左金丸，吴茱萸、黄连1：6，反左金丸就变成了6：1，大辛大热的吴茱萸反佐大苦大寒的黄连，有附子泻心汤的神韵，主要用来治疗寒热错杂兼有肝火犯胃之证。

另一张是交泰丸，肉桂、黄连6：1，用来治疗心火偏亢、心肾不交之证，肉桂温肾阳，黄连泻心火，当然也可以搞出个反交泰丸。

还有一张是我自己组的方——虚实懊恼散，栀子、生甘草、肉桂等份，取"交泰"之义，适用于膻中之阳虚损而致邪气乘虚内客者，兼水气凌心者加茯苓，痰阻胸阳者加半夏，瘀血阻滞者加桃仁，气郁气滞者加柴胡，患者多表现为神经功能的异常亢进，这也是我临床上常用的方子。

黄连汤在治疗糖尿病时露脸的机会不少，患者大多伴有苔厚腻而黄白相间，口干口渴而多汗怕冷，大便黏腻不爽不成形并时常伴有腹痛反酸、心律失常等。现代药理研究发现肉桂、黄连本身的降糖效果也很不错。

● 猪皮胶、酒酿两件宝，耕铭教你怎么用

学生：

师哥，我想熬猪皮胶，我记得你以前说过用猪皮胶可以代替阿胶，想请教一下具体的熬法。

耕铭：

阿胶适用于诸多血证，尤以虚性体质多见，是一味难得的中道之药，因为市面上的阿胶很贵，我们也可以用猪皮胶替代。猪皮胶又称新阿胶，只不过口感上会打折扣，保存上也不如阿胶方便，但制作成本却很低，比较接地气。

猪皮胶很好熬，把猪皮（最好是猪蹄皮）剃净毛，用刀刮掉表皮油脂，上锅蒸熟之后切碎，加入黄酒和少许水，放入生姜片，调到中火开始熬（最好用高压锅先炖化了），期间要持续搅拌以防糊锅，熬出的油脂也要撇干净了。最后再加适量蜂蜜，提前备好托

盘，为防沾盘，可用几层糯米纸铺在盘底（盘底涂抹上麻油或者花生油亦可），收膏趁热倒出，冷凝切片，低温保存。差不多3斤猪皮能熬出1斤左右的新阿胶，性价比很高，是阿胶理想的替代品。

学生：

师哥给那位胆囊癌患者开的丸剂里有酒酿，酒酿我这是第一次听说，它有什么具体的功效呢？

耕铭：

酒酿治疗消化系统寒性病证的效果不错，也是一味难得的药引子。记得小的时候我姥姥有老寒胃，每天晚上都会熬一碗酒酿鸡蛋花当作夜宵，温中散寒的效果蛮不错。做法也很简单，先把酒酿放在沸水中烧开，打入鸡蛋花，根据个人口味可以撒点儿葡萄干、杏仁、红枣粉、山药、果脯、红糖等，最后还可以加入烧开的牛奶。自古民以食为天，食疗一直都是我们传统中国人最理想的养生方式。同时对于失眠、神经衰弱、精神恍惚、抑郁健忘等症，酒酿鸡蛋花的效果也很不错。

我记得黄煌老师曾经说过："我们经方医生，不仅要会使用黑云压城的麻黄方、大黄方和附子方，也要会使用春风化雨的食疗方。"确实，正如《素问·五常政大论》所言："大毒治病，十去其六，常毒治病，十去其七……谷肉果菜，食养尽之。无使过之，伤其正也。"药物治病的同时，饮食调养必须跟进。

● 亲身经历的附子中毒事件

学生：

倘若患者服了含有附子的方剂后，出现了反应，应当如何判断是中毒还是瞑眩反应呢？

耕铭：

我自己亲身经历过两次比较严重的附子中毒事件。第一次是发生在我的身上，为此我一周都没出宿舍门，就和大病了一场似的。第二次是发生在我的一个患者身上，这位患者的女儿是我们招远人民医院保健科的主任大夫，慕名前来找我给她父亲和母亲看病，她的母亲患了类风湿，当时在她的药里加了生附子，特地嘱咐开锅后持续煮沸 60 分钟以上。结果老人记性不好，第一付药回去就煎了不到 15 分钟，第一碗喝完后就开始出现浑身麻木，脸色苍白，胸闷恶心，意识不清，打电话给女儿，结果女儿当时在医院，手机没在身边，下班后回过电话立马给我发了消息。

我当时心一下子提到了嗓子眼儿，马上让患者女儿到县人民医院拿了两只 1mg 的阿托品和 5mL 的注射器，自己在家连忙抓了 30g 肉桂、30g 生甘草、20g 干姜、60g 绿豆急煎，兑上 6 大勺蜂蜜，放到保温杯里，和患者女儿开车飞速赶到乡下（考虑到救护车来回的时间及去医院化验要浪费一定的时间，我们没有选择救护车，去医院拿阿托品时大夫连乌头碱中毒的急救措施都不知道）。到家后患者已经卧床不起，浑身发凉，我当时试了试脉搏，跳得很缓，但沉按有根，我断定患者有救，立马让患者女儿给患者肌内注射了 2 支阿托品，又给顿服了我开的桂枝去芍药汤，不到半个小时，患者浑身渐温，逐渐恢复了意识，慢慢爬起了床，我这才松了口气。当时真真正正感觉到了什么叫作饿，肚子里绞来绞去，因为那一天我上午复诊患者没来得及吃午饭，本来寻思晚饭和午饭并一块儿得了，结果又摊上了这种事儿，来回倒腾的我也已经浑身发虚，等回到家的时候已经晚上 8 点了。

　　通过以上的亲身经历我要强调两个问题：第一个是附子中毒的特征性反应——嘴唇舌头明显发麻，神志不清，误服后即可出现中毒（附子没有蓄积中毒现象），心率一般由加快再到变慢，而常规的瞑眩反应一般很少服后随即出现，大部分都是在服用到一定程度后才会逐渐出现，不会出现心率的持续加快或减慢，脉证上也可以看出是一种正邪相抟的态势，总之一定要贯彻落实好煎煮时间，煎煮充分就不会出现问题；第二个就是合格的中医师仅仅掌握中药的药性和四气五味是远远不够的，都把《药理学》作为必修课，却没人意识到中药药理与毒理的问题，说句真心话，一本《中药解毒手册》比《药理学》实在是实用太多太多，建议大家人手一本，务必要认真学习！

● 细数茵陈蒿汤的
"祖宗"和"孩子"们

236．阳明病，发热汗出者，此为热越，不能发黄也。但头汗出，身无汗，剂颈而还，小便不利，渴引水浆者，此为瘀热在里，身必发黄，茵陈蒿汤主之。

茵陈蒿汤方

茵陈蒿六两　　栀子十四枚，擘　　大黄二两，去皮

上三味，以水一斗二升，先煮茵陈，减六升。内二味，煮取三升，去滓，分三服。小便当利，尿如皂荚汁状，色正赤，一宿腹减，黄从小便去也。

我个人认为，茵陈蒿汤的祖方来自承气汤类方与栀子类方，整部《伤寒论》就是在疾病不断的动态变化中演变与推进的。在讲这

条之前，我们先来回顾一下之前讲过的 199 条。"无汗""小便不利"是发黄之源，湿热之邪没有下解的机会，久郁则变生为黄疸，这就是黄疸的大体成因。条文中出现的"但头汗出，身无汗，剂颈而还，小便不利"这些症状也无非是在暗示患者的瘀热湿浊无法透达消解。结合后面的 260 条，我在"小便不利"后边补充了一个"腹微满"。"腹微满"强调的是里实之象，患者可能伴有腹水或者二便排出困难，这在肝功衰竭的患者身上是常见的。

茵陈蒿汤是治疗发黄的经典祖方。茵陈蒿退黄、利表湿的效果很不错，我们也经常用它来治疗诸多相火妄动导致的皮肤病。栀子用来清利三焦湿热。大黄用以去菀陈莝，祛瘀解毒。注意煎法：先煮茵陈蒿，再入栀子和大黄。徐灵胎认为："先煮茵陈，则黄从小便出，此秘法也。"方后注"尿如皂荚汁状，色正赤，一宿腹减，黄从小便去也"也正暗合此意。

后世在茵陈蒿汤的基础上也引申出了许多经典好方，诸如升降散、八正散等。升降散由僵蚕、蝉蜕、姜黄、大黄组成，作者言其为治疗温、郁热之总方，当代名医赵绍琴、蒲辅周等对该方极为欣赏与推崇，李士懋也曾说："余用升降散，主要掌握郁热这一关键，而不囿于温病一端。"这句话即是温病"火郁发之"的关键落脚点，明白此义，灵活化裁，应用极广。我个人认为其法取之于茵陈蒿汤，"瘀热在里"当需茵陈蒿汤之栀子配豆豉透之以"热越"，患者由一开始的"但头汗出、身无汗、烦热懊恼、腹微满、小便不利、渴引水浆、身黄如橘子色"转为"发热汗出、腹减、黄从小便去"后又谈何"瘀热"呢？同时又配以大黄泻浊升清，由此人体气血生机自然得以调达通畅，瘀热随之而解。那如果患者偏于气分郁热在肺兼连大肠的话实际上也有麻杏石甘汤加大黄的机会。八正散则是在茵陈蒿汤的基础上易茵陈蒿而代之以木通，又加上了诸如车前子、滑石、瞿麦、萹蓄、灯心草这些偏于清利下焦湿热的利水通淋药，如此方子的治疗方向也由原来的湿热黄疸变为湿热淋证。

● 桂枝加芍药大黄汤"属太阴"，荒唐

279.本太阳病，医反下之，因尔腹满时痛者，属太阴也，桂枝加芍药汤主之。大实痛者，桂枝加大黄汤主之。

桂枝加芍药汤方

桂枝三两，去皮　芍药六两　甘草二两，炙　大枣十二枚，擘　生姜三两，切

上五味，以水七升，煮取三升，去滓，温分三服。本云桂枝汤，今加芍药。

桂枝加大黄汤方

桂枝三两，去皮　大黄二两　芍药六两　生姜三两，切　甘草二两，炙　大枣十二枚，擘

上六味，以水七升，煮取三升，去滓，温服一升，日三服。

太阳病的欲解趋势在表，此时机体的主要能量格局都集中在太

阳表，结果由于误下而导致人体的欲解态势被打压，邪气进一步内陷，气机的升降出入出现了逆乱，进而导致人体的能量格局出现了否格，折射在肠胃上即出现了功能性的梗阻与挛急状态，患者因而表现为"腹满时痛"，故在桂枝汤原方的基础上倍增芍药以解痉缓急、消积止痛，桂枝汤用以转枢能量趋表，恢复人体的正常格局。

"属太阴也"在《康平本》里是后人的衍文，这里又犯了类似于后世"广义阳明"的错误，把太阴泛指为消化道的疾病，这就有点儿小巫见大巫了。本条应该隶属于太阳病兼证，放于太阴病条下，实属对比提醒后人不可混淆之意。"大实痛者"，强调了因里实而痛，由于误治而引起升降出入逆乱，人体内部的梗阻不通比较严重，患者可以表现为排便异常困难，想排却排不出来，或者无法饮食，食入则吐而心下急痛（取法《金匮》大黄甘草汤、大柴胡汤），故而再加大黄以推陈致新，通泻体内升降出入紊乱所致的气、血、水之异常积聚。

不知大家听说过"鬼击"一病没有，描述的是人体由于外邪所致内部气机郁闭不通而出现的突发性疼痛、昏厥等奇怪表现，仲景常治以开表通里之峻品，如走马汤的巴豆、还魂汤的麻黄等，首先打通表里之邪滞郁闭，干脆而又利落。

对于桂枝加芍药汤的具体应用，我在治疗小儿肠套叠方面深有体会。从大二下学期到大三上学期，我总共治疗过 11 例肠套叠，其中大部分都是我们县中医院笃信中医的儿科大夫推荐过来的。这其中有将近一半以上的患者都有过急性发热的西医治疗史，或输液，或抗生素，或雾化……其中治愈 9 例，剩下的 2 例最终因中药灌肠麻烦选择了西医治疗。这 9 例中大部分我都辨为太阳病表虚致里实，也就是由于之前太阳表证的过度打压与误治而引起的继发性改变，立法以桂枝加芍药汤为基础底方化裁加减。由于患者年龄太小，一两多化裁为 1.5～2g，加之口服汤药比较困难，故多采用儿童中药灌肠法。同理，对于太阳病表实致里虚引起的肠套叠，立法应以葛根加半夏汤为基础底方化裁加减。只要辨证准确，不夸张地讲，患者多在 2～3 剂以内立竿见影。

另外我建议大家把 279 条放到 103 条大柴胡汤前加以研究，一定要结合《康治本》的原文，就像 100 条的"腹中急痛，先与小建中汤；不愈者，小柴胡汤主之"一样，做一下鉴别与联系，不仅要从条文上，更要从用药配伍上，去细细体会仲景的权变之处。（附《康治本》原文：太阴病，腹满而吐，食不下，自利益甚，时腹自痛者，桂枝加芍药汤主之。大实痛者，桂枝加芍药大黄汤主之。太阳病，反二三下之，后呕不止，心下急，郁郁微烦者，大柴胡汤主之。）

280. 太阴为病，脉弱，其人续自便利，设当行大黄、芍药者，宜减之。以其人胃气弱，易动故也。

上一条真听懂了的话，那么这条伪注在你面前也就"原形毕露"了。后世对 279 条"属太阴"百思不得其解，于是就有了 280 条打圆场，搞得很尴尬。太阴病"脉弱""续自便利"，首推四逆辈以温里回阳固脱，怎么会用到芍药和大黄来荡涤肃清阴腑呢？当是时，患者宜急予温药温之，切不可妄行攻下，否则不就又犯了刚刚讲过的太阴病提纲证"若下之，必胸下结硬"的低级错误了吗？再看看下面的"设当行大黄、芍药者，宜减之。以其人胃气弱，易动故也"，真不知道写这条的人是怎么想的，很纠结啊。

● 详解麻附细辛、麻附甘草汤
兼谈"发热"之重要性

301.少阴病，始得之，反发热脉沉者，麻黄细辛附子汤主之。

麻黄细辛附子汤方

麻黄二两，去节　细辛二两　附子一枚，炮，去皮，破八片

上三味，以水一斗，先煮麻黄，减二升，去上沫，内诸药，煮取三升，去滓，温服一升，日三服。

这一条我们要重点谈一谈。三阴病一般是"无热恶寒"的，"无热恶寒发于阴"嘛。出现"发热"为反常现象，因此在这条里谓之"反发热"。《伤寒论》第7条讲过"发热恶寒发于阳"，"阳"实际上指代的是太阳病，而《伤寒论》第1条又讲过"太阳病脉浮"，这就又与"脉沉"出现矛盾了，所以301条里讲的是"反发热脉沉"，强调了"反"字背后的用意。

"始得之"很重要，它强调的是一种阴性病初期邪在表的状态，如果没有及时从表截断，患者很容易会出现邪入太阴和厥阴的危险。这种情况很常见，很多老年人都是因为一次不经意的感冒而导致邪犯三阴，最终引起多脏器功能衰竭而撒手人寰；再就是很多癌症患者在被明确诊断出癌症之前的数年期间都会伴有长期的异常低热、发热。大家把少阴篇学明白了，就可以完全避免这种风险，给我们身边的人以最大的健康保障。课后建议大家自行研读《医经解惑论》太阳篇大意伤寒一条及桂枝汤、麻黄汤论一篇，比来比去比的还是基础，表的问题怎么强调也不为过。

方中麻黄破阴除寒从表分消，细辛是少阴的特效解热镇痛剂，主发散阴邪，附子用以扶正温阳。最后还需要大家再思考一个问题："发热"对于人体到底意味着什么？既然存在就暗示着它有充分的合理性。实际上这是一个开放性问题，本身并没有一个固定的答案。我个人理解，发热主要是为了提高机体的代谢率，它实际上是EP分子在交叉促进与帮助体内免疫系统良性应激过程中的一个附属的生命活动，促进免疫应答是其核心目的，一旦出现了在临床治疗中可控可操作的正邪交争的"调定点"，我们就会有更大的治疗把握。所以，促进人体正气恢复、自我排邪的趋势是中医治疗任何疾病的关键。严格来讲，这种趋势除非在极个别情况（反应过度，如阳明病），是容不得抑制与打压的。举个很简单的例子，后抗生素时代下的中国人个个都是"林妹妹"，想找出个"扈三娘"比登天还难。

302. 少阴病，得之二三日，麻黄附子甘草汤，微发汗。以二三日无证，故微发汗也。

麻黄附子甘草汤方

麻黄二两，去节　甘草二两，炙　附子一枚，炮，去皮，破八片

上三味，以水七升，先煮麻黄一两沸，去上沫，内诸药，煮取三升，去滓，温服一升，日三服。

"以二三日无证，故微发汗也"是注文，在《康平本》中刻的是"以二三日无里证，故微发汗也"，多了一个"里"字，从侧面暗示了少阴病的病理次第还是偏于表的。甜不过甘草，这张方子多了甘温培阳的特质，去掉了细辛，也就少了些辛散凝寒的功效。倘若少阴表病已出现陷里的趋势的话，麻附辛、麻附甘就不能用了，是会引起误治的。

《伤寒论》91条有云："伤寒，医下之，续得下利，清谷不止，身疼痛者，急当救里；后身疼痛，清便自调者，急当救表。救里宜四逆汤，救表宜桂枝汤。"《伤寒论》92条有云："病发热头痛，脉反沉，若不差，身体疼痛，当救其里。"由此观之，三阴病临证上尤以辨明桂枝汤之心阳部于表与四逆汤之肾阳治于里的使用法度章程为要，倘若表里俱病，心阳、肾阳皆衰者，宜四逆桂枝汤（即吴佩衡所创"大回阳饮"），桂枝宜选用上等油桂较妥。若兼有少阴里证，则宜仿照前述四逆桂枝汤，作四逆麻附细辛汤主之。

● 小论细辛之妙

《神农本草经》言细辛"主咳逆上气，头痛，脑动，百节拘挛，风湿痹痛，死肌"。我曾经给我父亲使用过麻附细辛这张方子，结果无意间把困扰他多年的扁平疣给消了，我推测细辛或许可以用来治疗阴性体质的扁平疣（死肌），之前父亲服用薏苡仁无效，说明薏苡仁针对的或许是阳性体质状态下的扁平疣。所以大家一定要去深入体会《伤寒论》中方证体质的对称性思想，中国文化自古以来也崇尚对称之美，它是认知与处理诸多复杂问题的理想工具。

另外细辛对于头面部的阴性肿瘤也有应用的机会。之前讲过一例原发性颅内额叶脑膜瘤的验案，我们大三中西医某师哥的母亲在头部发现骨瘤，主诉就是头部的游走性疼痛，伴有蚁行感。双手容易发麻，伴有轻度的浮肿。血压不稳定，最高收缩压可过200mmHg，但无明显不适。晚上睡觉易做噩梦，梦见坟圈，自觉床头有人。下肢静脉曲张，手脚冰凉很明显。舌诊发现舌下舌侧有明显瘀点，舌质偏青，脉象偏涩。腹诊发现脐上动悸明显。我给开了麻黄附子细辛汤、真武汤与血府逐瘀汤的合方，患者坚持服用至今，降压药和其他中成药也都逐渐停掉，师哥反馈服药效果很好，唯劳累过度后头痛就会复发，方便起见给阿姨改成了膏方以便长期服用。

《千金方》里也附了一首方，治小儿鼻塞生息肉方：通草、细辛各一两，捣末取药如豆，着绵缠头纳鼻中，一天两次。我曾遇到过一个老师，专门用它治疗各种鼻息肉，也不辨六经，就是外用，据说效果很不错。包括针对眼疾，我也经常使用麻附细辛加减化裁。

"阳旺则能生阴血"
——《伤寒论》315 条质难与"回龙汤"的妙用

315.少阴病，下利脉微者，与白通汤。利不止，厥逆无脉，干呕烦者，白通加猪胆汁汤主之。服汤脉暴出者死，微续者生。

白通加猪胆汁汤方

葱白四茎　干姜一两　附子一枚，生，去皮，破八片　人尿五合　猪胆汁一合

上五味，以水三升，煮取一升，去滓，内胆汁、人尿，和令相得，分温再服。若无胆，亦可用。

这条我自己感觉是有些问题的。这里的少阴病实际上已经开始内传太阴，病位已经从少阴过渡到太阴了，白通汤是不适宜的。所以患者服完药后似有加重的情况，由"脉微"转为"无脉"，说明水电解质流失严重，有效循环血容量急剧减少，出现了典型的休克

反应，即所谓的"利不止""厥逆""干呕""烦"，这个时候应急予通脉四逆加人参汤或通脉四逆加人尿汤，原文给的白通加猪胆汁汤是错误的，患者这时候哪还来的少阴表证啊？况且猪胆汁苦寒败胃，让患者喝下去都是个问题，我是不建议使用的。如果急需补充电解质的话，我们可以考虑使用人尿。人尿实际上就是已经经过人体代谢过程"拷贝"后的体液，善走"熟道"，可以暂时代替输液，所以过去农村有给产妇猛灌童子尿治疗难产大出血的。

中药里称人尿为"回龙汤"，日本在 2009 年左右曾经推出过一款风靡全球的五行蔬菜汤，当时我对它的印象很深，因为它的服用方法是用尿兑服的，据说治愈了好多癌症患者。人尿的作用我这里给大家总结了六点：第一，引病势下行，比如虚火牙疼、阴阳颠倒的失眠，这些我都在自己身上试过，喝完当晚睡得特安稳，连梦都不带做的；第二，人尿亦有壮阳的功效，中国古代的性激素就是从人尿中提取出来的，名曰秋石；第三，治疗水火烫伤，这个有奇效，我用这法治过一位军训时被烫伤的新生，我让她回宿舍自己用自己的热尿淋一遍，第二天就基本看不出什么痕迹了；第四，对有消化道出血倾向的疾病有止血作用，可以帮助修复消化道黏膜；第五，内脏出血、孕妇产后大出血等导致的失血性休克灌以人尿有奇效；第六，外敷可以活血化瘀，促进伤口的愈合，减少瘀血的产生。

针对循环血量不足所引起的休克，西医则会通过补液以扩充血容量，但要注意补液量与速度的问题，超量、过快补液会导致心负荷加大，进而会引起左心衰和肺水肿，这是我国目前最多见的一类临床医疗事故，致死率很高，这是因为过多、过快补液耗伤卫阳，助长阴邪泛滥的缘故。所以，不能仅着眼于补液的问题，更要重视机体阳气功能的恢复，此之谓"阳化气，阴成形"。

《医经解惑论》亦有云："夫阳生气也，有气而无形；阴死物也，有形而无气。人之于身，精、血、津、液、肌肉、筋骨皆阴也，本皆死物耳，然能使此为生物者，阳气之所致也。故阴为藏阳之器，阳为使阴之气。所谓阴气、精气、营气、血气者，皆指阳之舍于阴中者言也。阴虚也者，精、血、津、液之不足是也。精、血、津、液不足，则所舍之阳气亦不足。若夫阳气不足，则阴血虽有余，而不能生其阳。故阳虚而阴不虚者有矣，未有阴虚而阳不虚者也。此补阴之所以必兼补阳，而补阳之所以不必兼补阴也。东垣曰'阳生则阴长'，又曰'阳旺则能生阴血'，又曰'血脱益气，古圣人之法也'，此皆千古之至言，学者善识此意，则医道不难矣。"

"脉暴出"绝不是正气来复、阴阳趋于自和之象，当为阴阳离绝之危象，无根之元阳将脱。"脉续"则强调了服药后阴阳得以接续，脉象虽微、细、沉、涩，但却有根有神，继续治疗有望好转。

● 深陷"阿兹卡班"时，
不妨想想《伤寒论》里的那个谁

318.少阴病，四逆，其人或咳，或悸，或小便不利，或腹中痛，或泄利下重者，四逆散主之。

四逆散方

甘草炙　枳实破，水渍，炙干　柴胡　芍药

上四味，各十分，捣筛，白饮和服方寸匕，日三服。咳者，加五味子、干姜各五分，并主下利；悸者，加桂枝五分；小便不利者，加茯苓五分；腹中痛者，加附子一枚，炮令坼；泄利下重者，先以水五升，煮薤白三升。煮取三升，去滓，以散三方寸匕，内汤中，煮取一升半，分温再服。

听说大柴胡汤与小柴胡汤"结婚"了，生了一个优秀而又体贴的"好孩子"——四逆散。常听人讲"五脏寒热虚实，皆可合用四逆散""一张四逆散打天下""四逆散是少阳之少阳",足以看出它的临床应用范围与效力有多大。

首先强调一下,四逆散不是少阴病的方子,它本身属于少阳病的范畴,放在少阴篇同样是为了做鉴别区分。"四逆,其人或咳,或悸,或小便不利,或腹中痛,或泄利下重",看起来像是阴性病,实则为少阳枢机不利所引起的气、血、水郁闭不得宣泄而阻滞气机所伴随的"假寒"之象。从脉象上来看可能为沉而短躁之象,有种拧巴的感觉。为什么会出现郁闭?实则为人体的自我应激太过所致,例如过度紧张、环境骤变、医疗过度、突然遭受惊吓等,而这张方具有良好的抗应激作用。

根据此方我自拟了一张"摄魂还乡饮",由柴胡、芍药、桂枝、甘草四味药组成,常用于我的诸多处方配伍中。毕竟现在的患者大都有一定的身心疾病,很多人得病也是因为长期紧张、压力太大所致,每天的应激水平也都处于过度透支的状态,必然会造成内分泌调节的紊乱,长久下去势必会导致人体内环境稳态失衡,得的病也是稀奇古怪。

对于四逆散的或然症我是感同身受的。记得高考那年压力很大,一上课就紧张尿频,手脚冰凉,每天上午跑步、做操都要请假去拉肚子。最可怕的是心悸,有时候上课上到一半甚至会出现濒死感,感觉整个胸部都空掉了,浑身出虚汗。我记得发作最厉害的那一天我给我母亲打电话,说我真得神经病了,感觉自己的周遭都是"阿兹卡班监狱",当时真想找个好的中医大夫给调一调,可偌大个小县城哪里有可靠的中医啊!为此家里人给我办了走读,每天回到温馨的家,心里马上就踏实了,这种感觉真的是无法替代。

大家可能理解不了我当时的处境，那一年我看透了人性的丑恶与残酷，身体也由此窒息而绝望了一年，我恨当时懦弱麻木的自己，我又可怜那些丧失理智的人，好在学完中医后自己活得不拧巴了，每次看到人间的丑恶乖奇与心机婊屌都会想起大威德金刚与白度母之光而充满无限的威严与慈悲，这也更加坚定了我成就医学事业、拯救受苦百姓的大愿。

　　所以四逆散的地位如此之重要而又特殊也是有道理的，而自拟的"摄魂还乡饮"其实也暗寓了自己的些许情愫——一如船入港，犹如老还乡，愿此生此世再无"摄魂怪"，人人亦皆得婆娑自在。

　　课后给大家布置一个作业，自行观看山东教育频道"望诊"20120101期高树中教授的诊疗视频，视频不长，里面的那位患者实际上也是一个典型的四逆散证，同时大家也可以从中学到脐疗的一些相关知识。

　　另外王清任的《医林改错》里也有一张传世名方——血府逐瘀汤，它的核心基础方也是四逆散。柴胡、枳壳用以搜刮三焦焦膜积滞兼疏导气机，芍药、甘草用以缓急止痛，同时芍药本身又具有活血祛瘀生新之功，由此兼顾到了血分瘀滞，又兼解气分郁结，气行则血行，二者相得益彰。再配伍上桃仁、红花加强祛瘀之功，川芎、当归、牛膝、生地以增养血利脉之用，这就成为后世活血化瘀使用频率最高的名方。那血府逐瘀汤之"府"谓何？结合四逆散的病位分析来看，应该是三焦焦膜之孤府也，也是个焦膜病，这是我的看法。

有孤独摧毁，
有时光陨落，
有灵魂升腾，
有化身般若。
——张耕铭